高职高专"十三五"规划教材

药剂学学习指导与习题集

第二版

郭维儿　赵黛坚　主编

U0359841

化学工业出版社

·北京·

《药剂学学习指导与习题集》（第二版）是"药剂学"课程学习和考核的参考教材，概要地介绍了药剂学的学习内容和学习要求，并结合一些学习的思路和方法收编相应的习题。习题综合药剂学考试的各类题型，并附有参考答案，便于学生理解药剂学的课程体系，掌握药剂学的知识和技能，适应各级各类与药剂学相关的考试。

《药剂学学习指导与习题集》（第二版）是为适应《药剂学》（第三版）教材的改版需要，在原版的基础上进行修订的。

本书适用于高职高专药物制剂、药学类各专业的药剂学及相关课程教学，也可供参与各级各类药剂学考试的人员选用。

图书在版编目（CIP）数据

药剂学学习指导与习题集/郭维儿，赵黛坚主编. —2 版. —北京：化学工业出版社，2019.9（2024.1重印）
高职高专"十三五"规划教材
ISBN 978-7-122-34740-4

Ⅰ.①药… Ⅱ.①郭…②赵… Ⅲ.①药剂学-高等职业教育-教学参考资料 Ⅳ.①R94

中国版本图书馆 CIP 数据核字（2019）第 123983 号

责任编辑：窦　臻　李　瑾　　　　　　　装帧设计：关　飞
责任校对：张雨彤

出版发行：化学工业出版社（北京市东城区青年湖南街 13 号　邮政编码 100011）
印　　装：三河市延风印装有限公司
787mm×1092mm　1/16　印张 9¾　字数 210 千字　　2024 年 1 月北京第 2 版第 3 次印刷

购书咨询：010-64518888　　　　　　　　售后服务：010-64518899
网　　址：http://www.cip.com.cn
凡购买本书，如有缺损质量问题，本社销售中心负责调换。

定　　价：29.00 元　　　　　　　　　　　　　　　　版权所有　违者必究

本书编写人员名单

主　　编　　郭维儿　　赵黛坚

副 主 编　　计竹娃　　李剑惠

编写人员　　郭维儿　　赵黛坚　　计竹娃　　李剑惠

　　　　　　孙洁胤　　黎晶晶　　高显峰　　姚晓坤

主　　审　　常忆凌

前　言

　　《药剂学学习指导与习题集》作为《药剂学》学习的辅助用书，自 2016 年出版以来，在广大师生的教学与学习过程中发挥了积极的作用。

　　本次修订是为适应《药剂学》（第三版）教材（赵黛坚、常忆凌主编）改版需要，以《中华人民共和国药典》（2015 年版）和《药品生产质量管理规范》（2010 年修订）为依据，在总结多年的教学实践经验的基础上，结合药剂学学科的特点，注重理论知识和实践技能的融合，为拓展学生的思维，培养学生的创新能力，增加了些开放性习题；同时，结合学科的发展趋势，增加了一些前沿信息和最新进展方面的内容。

　　本版《药剂学学习指导与习题集》第一、第二章由赵黛坚修订，第三、第五章由计竹娃修订，第四、第七章由高显峰修订，第六章、综合题由郭维儿修订，第八至第十章由黎晶晶修订，第十一至第十三章由李剑惠修订，第十四、第十五章由孙洁胤修订，第十六章由姚晓坤修订，全书由常忆凌审阅。

　　由于我们水平有限，书中疏漏之处在所难免，敬请广大师生在使用过程中提出宝贵意见，以便进一步的改进和提高。

编者

2019 年 4 月

第一版前言

　　"药剂学"是药学各专业的主要专业课之一，也是药学专业各类晋升及资格考试的必要科目，本课程具有专业知识点多而分散，记忆性强，易懂但难以系统掌握其内容等特点。编写《药剂学学习指导与习题集》旨在为学生学习本课程提供辅助和引导，以利于学生对药剂学知识的理解、掌握和应用，同时，此书对参与药学类自学考试、执业药师考试和职业技能鉴定的人员也将有一定的启发和帮助。

　　本书以使学生掌握专业必需的基本知识为原则，强化学生的专业技术应用能力为宗旨，突出基础性、针对性和实用性。内容与《药剂学》（第二版，常忆凌主编）相配套，共编写了十六章，将《药剂学》（第二版）教材中的基础理论有关章节内容根据其与药物制剂各论有关章节内容的联系进行适当的整合，其中溶解理论综合于液体制剂中，粉体学、粉碎、过筛与混合（捏合）、干燥综合于散剂、颗粒剂与胶囊剂中，过滤、灭菌法与空气净化技术综合于注射剂与滴眼剂中，制粒综合于片剂中。每章内容包括两部分：第一部分是学习提示，简述本章的学习要点，知识和技能的要求，同时也结合一些学习思路和方法。第二部分是习题，均分为三个题型，选择题、填空题和问答题。选择题的题型设计与执业药师和职业技能鉴定相关考试相一致，包括单项选择题、配伍选择题、比较选择题和多项选择题，目的是使学生适应今后相关的考试，习题内容上做到精选、突出重点，在编排次序上做到由浅入深，由单一到综合，有助于学生在学习相关内容后对自己的学习效果进行检测、评价。填空题与问答题是以教学内容和学习要求为主线，呈现课程中各章节的主要知识点，以帮助学生建立药剂学的知识框架，引导学生较全面地掌握和应用药剂学知识。最后是一些综合题，以考查学生对所学药剂学知识的综合分析和应用能力。

　　为方便学习，书后附有详尽的参考答案。

　　由于编者水平有限，书中疏漏之处在所难免，敬请广大师生在使用过程中提出宝贵意见，以便进一步的改进和提高。

编者
2016 年 5 月

目 录

第一章 绪 论

1. 在理解药物、剂型与制剂（药品）等相关概念及相互间关系的基础上，明确药剂学的性质、任务及其在药学领域中的地位与作用，药物剂型的重要性和必要性及常用剂型的分类方法与原则。

2. 明确制剂（药品）是一类特殊的商品，其质量关系到患者用药的有效和安全，制剂（药品）的生产与管理必须有相应的标准依据，为此要熟悉药品标准（药典）的性质、内容与结构，会查阅、使用药典，对《药品生产质量管理规范》（GMP）的实施目的和意义要有充分的认识，树立制剂生产的全面质量管理意识。

一、选择题

（一）单项选择题

1. 下列关于剂型的叙述，错误的是（   ）。
   A. 药物剂型必须适应给药途径
   B. 同一种原料药可以根据临床的需要制成不同的剂型
   C. 同一种原料药可以根据临床的需要制成同一种剂型的不同制剂
   D. 同一种药物的不同剂型其临床作用相同

2. 《中国药典》最新版本为（   ）。
   A. 1995 年版
   B. 2005 年版
   C. 2010 年版
   D. 2015 年版

3. 有关 2015 年版《中国药典》的叙述，正确的是（   ）。
   A. 2015 年版药典为《中国药典》的第九版
   B. 由三部组成，一部收载中药，二部收载西药，三部收载生物制品
   C. 制剂通则收列于每部药典的正文中
   D. 各种剂型的概念、一般标准和常规检查方法收载于制剂通则项下

4. 药品进入国际医药市场的准入证是（   ）。
   A. GMP
   B. GSP
   C. GCP
   D. GLP

5. 世界上最早的药典是（   ）。
   A.《黄帝内经》
   B.《本草纲目》
   C.《新修本草》
   D.《佛洛伦斯药典》

6. 《中国药典》（2015 年版）四部收载的不包括（   ）。

    A. 检验方法   B. 制剂通则   C. 药用辅料   D. 放射性药品

（二）配伍选择题

[1～5 题]

    A. 剂型   B. 制剂   C. 药剂学   D. 药典   E. 处方

1. 适合于患者应用的最佳给药形式称为（   ）。

2. 研究药物制剂的设计与制备理论、生产技术和合理应用的综合性应用技术学科称为（   ）。

3. 药剂调配的书面文件是（   ）。

4. 阿司匹林片为（   ）。

5. 药品质量规格和标准的法典称为（   ）。

[6～10 题]

    A. GSP   B. GMP   C. GLP   D. GCP   E. Ph. Int.

6. 《国际药典》的缩写是（   ）。

7. 《药品非临床试验管理规范》的缩写是（   ）。

8. 《药品临床试验管理规范》的缩写是（   ）。

9. 《药品生产质量管理规范》的缩写是（   ）。

10. 《药品经营质量管理规范》的缩写是（   ）。

（三）比较选择题

[1～5 题]

    A. 处方药   B. 非处方药   C. 二者均是   D. 二者均不是

1. 凭执业医师或执业助理医师的处方才可调配购买的是（   ）。

2. 消费者可自行购买的是（   ）。

3. OTC 指的是（   ）。

4. 经过国家食品药品监督管理部门批准的是（   ）。

5. 安全性和有效性有保障的是（   ）。

（四）多项选择题

1. 药剂学研究的内容有（   ）。

    A. 制剂的制备理论   B. 制剂的处方设计

    C. 制剂的生产技术   D. 制剂的保管销售

2. 药物制剂的目的是（   ）。

    A. 满足临床需要   B. 适应药物性质需要

    C. 使美观   D. 便于应用、运输、贮存

3. 剂型在药效的发挥上，作用有（   ）。

    A. 改变作用速度   B. 改变作用性质

C. 降低毒副作用　　　　　　　　　　D. 改变作用强度

E. 使具有靶向作用

4. 按分散系统分类，可将药物剂型分为（　　）。

A. 液体分散系统　　　　　　　　　　B. 固体分散系统

C. 气体分散系统　　　　　　　　　　D. 半固体分散系统

5. 药物制剂基本质量要求是（　　）。

A. 有效性　　　　B. 安全性　　　　C. 稳定性　　　　D. 经济性

6.《中国药典》收载（　　）的药物及其制剂。

A. 疗效确切　　　B. 祖传秘方　　　C. 质量稳定　　　D. 副作用小

7. 药剂学的任务是（　　）。

A. 开发新的剂型　　　　　　　　　　B. 开发新的原料药

C. 开发新的制剂工艺与设备　　　　　D. 开发中药现代制剂

8. 我国已出版的《中国药典》有（　　）。

A. 1963 年版　　　B. 1973 年版　　　C. 1977 年版　　　D. 1985 年版

9. 在我国具有法律效力的是（　　）。

A.《中国药典》　　　　　　　　　　　B.《局颁标准》

C.《国际药典》　　　　　　　　　　　D.《美国药典》

10. 有关《中国药典》的叙述，正确的是（　　）。

A.《中国药典》由药典委员会编写，由政府颁布、执行，具有法律约束力

B.《中国药典》是药品生产、检验、供应与使用的依据

C.《中国药典》中收载国内允许生产的药品的质量检查标准

D.《中国药典》是国家颁布的药品集

二、填空题

1. 药剂学的研究内容有_____、_____、_____和_____。其宗旨是制备_____、_____、_____、使用方便的制剂。

2. 药剂学的分支学科主要有_____、_____、_____、_____、_____等。

3. 药物剂型的分类方法有_____、_____、_____、_____等。

4. 我国的药品质量标准有_____、_____。

5. 中华人民共和国成立后，我国共出版了_____版药典，从_____年版药典开始，分为一、二两部；从_____年版开始，将生物制品单独作为第三部；从_____年版开始，将通则和药用辅料作为第四部。

6.《中国药典》收载_____、_____、_____的常用药物及其制剂，规定其质量标准、制备要求、鉴别、杂质检查与含量测定等，作为药品_____、_____、_____与_____的依据。

7. GMP 的全称是_____，实施 GMP 的目的是_____。

三、问答题

1. 名词解释：药剂学、制剂、药典、处方、GMP。
2. 药剂学的任务是什么?
3. 什么叫剂型? 为什么要将药物制成剂型应用? 药物剂型的作用有哪些?
4. 按分散系统和形态分别将剂型分成哪几类? 举例说明。
5. 制剂的基本质量要求是什么?

第二章　表面活性剂

本章学习提示

　　表面活性剂是制剂生产中一类广泛应用的辅料。学习表面活性剂首先要在理解表面、表面现象与表面张力等概念的基础上，明确表面活性剂的概念及其结构和行为特点；其次是熟悉表面活性剂的种类及其应用特点，理解表面活性剂的性质、应用及二者间的关系，进而能合理选用表面活性剂应用于制剂生产中。

一、选择题

（一）单项选择题

1. 关于表面活性剂的叙述中，正确的是（　　　）。
   A. 能使溶液表面张力降低的物质
   B. 能使溶液表面张力增加的物质
   C. 能使溶液表面张力急剧下降的物质
   D. 能使溶液表面张力急剧上升的物质

2. 具有起浊现象的表面活性剂是（　　　）。
   A. 卵磷脂　　　　B. 肥皂　　　　C. 吐温-80　　　　D. 司盘-80

3. 属于阴离子型的表面活性剂是（　　　）。
   A. 吐温-80　　　　　　　　　B. 月桂醇硫酸钠
   C. 乳化剂 OP　　　　　　　　D. 普朗尼克 F-68

4. 将吐温-80（HLB＝15）和司盘-80（HLB＝4.3）以 2∶1 的比例混合，混合后的 HLB 值最接近的是（　　　）。
   A. 9.6　　　　　　B. 17.2　　　　　　C. 12.6　　　　　　D. 11.4

5. 表面活性剂的结构特点是（　　　）。
   A. 具网状结构的高分子物质　　　　B. 结构中含有羟基和羧基
   C. 具有亲水基和亲油基　　　　　　D. 结构中含有氨基和羟基

6. 与表面活性剂增溶作用相关的性质是（　　　）。
   A. 表面活性　　　　　　　　B. 在溶液表面定向排列
   C. 在溶液中形成胶团　　　　D. 具有昙点

7. 以下表面活性剂中，毒性最强的是（　　　）。
   A. 吐温-80　　　　　　　　B. 肥皂
   C. 司盘-20　　　　　　　　D. 苯扎氯铵

8. 下列关于表面活性剂的表述，正确的是（　　　）。

 A. 表面活性剂均具有很大毒性

 B. 阳离子表面活性剂可作为杀菌剂与清毒剂

 C. 阴、阳离子表面活性剂以任意比例混合使用表面活性均会增加

 D. 表面活性剂不仅增加抑菌剂溶解度，而且可增加其抑菌能力

9. 下列关于表面活性剂应用，错误的是（　　　）。

 A. 润湿剂   B. 絮凝剂   C. 增溶剂   D. 乳化剂

10. 下列关于表面活性剂 HLB 值的叙述，正确的是（　　　）。

 A. 表面活性剂的亲水性越强，其 HLB 值越大

 B. 表面活性剂的亲油性越强，其 HLB 值越大

 C. 表面活性剂的 CMC 越大，其 HLB 值越小

 D. 离子型表面活性剂的 HLB 值具有加和性

11. 聚氧乙烯脱水山梨醇单油酸酯的商品名是（　　　）。

 A. 吐温-20 B. 吐温-40   C. 吐温-80   D. 吐温-60

（二）配伍选择题

[1～5题]

  A. 15～18 B. 13～15 C. 8～16 D. 7～11 E. 3～8

1. W/O 型乳化剂的 HLB 值为（　　　）。

2. 润湿剂的 HLB 值为（　　　）。

3. 增溶剂的 HLB 值为（　　　）。

4. O/W 型乳化剂的 HLB 值为（　　　）。

5. 去污剂的 HLB 值（　　　）。

[6～10题]

  A. 泊洛沙姆 B. 卵磷脂 C. 新洁而灭 D. 羟苯乙酯

  E. 月桂醇硫酸钠

6. 属于阴离子表面活性剂的是（　　　）。

7. 属于阳离子表面活性剂的是（　　　）。

8. 属于两性离子表面活性剂的是（　　　）。

9. 属于非离子表面活性剂的是（　　　）。

10. 属于防腐剂的是（　　　）。

（三）比较选择题

[1～5题]

  A. 司盘-80 B. 吐温-80 C. 二者均是 D. 二者均不是

1. 制备疏水性药物片剂的辅料是（　　　）。

2. 属于非离子型表面活性剂的是（　　　）。

3. 制备 O/W 型乳剂的是（　　　）。

4. 制备 W/O 型乳剂的是（　　　）。

5. 可作静脉乳剂乳化剂的是（　　　）。

（四）多项选择题

1. 属于非离子型的表面活性剂有（　　　）。

    A. 司盘-80　　　　　　　　　　　B. 月桂醇硫酸钠

    C. 乳化剂 OP　　　　　　　　　　D. 普朗尼克 F-68

2. 可用于注射用乳剂生产的表面活性剂有（　　　）。

    A. 新洁尔灭　　　B. 司盘-80　　　　C. 豆磷脂　　　　D. 普朗尼克 F-68

3. 表面活性剂在药剂上可作为（　　　）。

    A. 润湿剂　　　　B. 乳化剂　　　　　C. 防腐剂　　　　D. 洗涤剂

4. 下列术语中，属于表面活性剂特性的是（　　　）。

    A. HLB　　　　　B. CRH　　　　　　C. 昙点　　　　　D. CMC

5. 有关表面活性剂的叙述，正确的是（　　　）。

    A. 阴、阳离子表面活性剂不能配合使用

    B. 制剂中应用适量表面活性剂有利于药物的吸收

    C. 表面活性剂既可作消泡剂也可作起泡剂

    D. 起浊现象是非离子型表面活性剂的一种特性

6. 对表面活性剂的叙述，错误的是（　　　）。

    A. 非离子型的毒性大于离子型

    B. 表面活性剂在水中达到 CMC 后，形成真溶液

    C. 作乳化剂使用时，浓度应大于 CMC

    D. 作 O/W 型乳化剂使用，HLB 值应大于 8

7. 下列关于增溶的叙述中，正确的是（　　　）。

    A. 增溶剂与药物形成可溶性复合物而提高药物溶解度

    B. 增溶剂用量越多，增溶效果越好

    C. 作增溶剂使用的表面活性剂，在浓度大于 CMC 时才有增溶作用

    D. 增溶剂的增溶量与其加入次序有关

8. 含聚氧乙烯基的表面活性剂有（　　　）。

    A. 司盘-80　　　　　　　　　　　B. 吐温-80

    C. 阿洛索 OT　　　　　　　　　　D. 普朗尼克 F-68

二、填空题

1. 表面活性剂的亲水与亲油能力应相对_____，如亲水或亲油能力过大，则易_____水或油，而致_____减少，难以_____界面张力。

2. 用司盘-60（HLB 值 4.7）和聚山梨酯 80（HLB 值 15.0）以 2∶3 制备成的混合物，其 HLB 值为_____，可作_____型的乳化剂使用。

3. 含_____的非离子型表面活性剂具有起昙现象，在制剂生产中，昙点是应用温度的_____。克氏点是_____型表面活性剂的特征，是其应用温度的_____。

4. 起增溶作用的表面活性剂称为_____，被增溶的物质称为_____。增溶的机理是基于表面活性剂在溶液中形成_____。

5. 表面活性剂作起泡剂的 HLB 值为_____、作润湿剂的 HLB 值为_____、作增溶剂的 HLB 值为_____、作 O/W 型乳化剂的 HLB 值为_____。

6. 表面活性剂在药剂中可用作_____、_____、_____、_____等。

三、问答题

1. 名词解释：表面活性剂、HLB 值、昙点、临界胶团浓度。

2. 表面活性剂分子结构有何特点？分哪几类？肥皂、月桂醇硫酸钠、阿洛索OT、新洁尔灭、卵磷脂、吐温-80、普朗尼克 F-68 分别属于哪一类？应用各有何特点？

3. 简述表面活性剂 HLB 值与用途的关系。

4. 用司盘-80（HLB 值 4.3）和聚山梨酯 20（HLB 值 16.7）制备 HLB 值为 9.5的混合物 100g，问两者应各取多少克？该混合物可作何用？

5. 不同类别表面活性剂的毒性如何？与其应用有何关系？

6. 表面活性剂在药剂中有哪些应用？举例说明。

第三章　药物制剂稳定性

本章学习提示

　　药物制剂稳定性是药物制剂基本质量特性之一，是保证药物制剂有效和安全的前提。学习重点是要明确研究药物制剂稳定性的意义和内容，熟悉引起药物制剂不稳定的内因（药物结构），理解影响药物制剂稳定性的各种因素（处方因素和外界因素）及其稳定化方法与措施；理解药物制剂稳定性影响因素试验的目的和应用（处方、工艺设计及贮存条件选择），熟悉确定或预测有效期的方法（长期试验与加速试验），经典恒温法预测有效期的理论依据和操作方法，会有效期的计算。

一、选择题

（一）单项选择题

1. 酯类药物易产生（　　　）。
   A. 水解反应　　　B. 聚合反应　　　　　　C. 氧化反应　　　　　　D. 变旋反应
2. 对于易水解的药物，通常加入乙醇、丙二醇增加稳定性，其重要原因是（　　　）。
   A. 介电常数较小　　　　　　　　B. 黏度较小
   C. 酸性较小　　　　　　　　　　D. 离子强度较低
3. 一些易水解药物溶液中加入表面活性剂可使稳定性提高的原因是（　　　）。
   A. 两者形成络合物　　　　　　　B. 药物溶解度增加
   C. 药物进入胶团内　　　　　　　D. 离子强度增加
4. 易氧化的药物具有（　　　）结构。
   A. 酯键　　　　　B. 酰胺键　　　　　　　C. 双键　　　　　　　　D. 苷键
5. 为提高易氧化药物注射液的稳定性，无效的措施是（　　　）。
   A. 调渗透压　　　B. 使用茶色容器　　　C. 加抗氧剂　　　　　　D. 灌封时通 CO_2
6. 药物离子带负电，受 OH^- 催化降解时，则药物的水解速率常数 K 随离子强度 μ 增大而（　　　）。
   A. 增大　　　　　B. 减小　　　　　　　　C. 不变　　　　　　　　D. 不规则变化
7. 肾上腺素变成棕红色物质的原因是（　　　）。
   A. 水解　　　　　B. 氧化　　　　　　　　C. 聚合　　　　　　　　D. 霉变
8. 在一级反应中，以 $\lg c$ 对 t 作图，反应速率常数为（　　　）。
   A. $\lg c$ 值　　　　　　　　　　B. t 值
   C. 温度　　　　　　　　　　　　D. 直线斜率×2.303

9. 关于留样观察法的叙述，错误的是（　　）。
  A. 符合实际情况　　　　　　　　　B. 在通常包装贮藏条件下观察
  C. 预测药物有效期　　　　　　　　D. 不能及时发现药物的变化及原因
10. 药物制剂的有效期通常是指（　　）。
  A. 药物在室温下降解一半所需要的时间
  B. 药物在室温下降解 10％所需要的时间
  C. 药物在室温下降解 1％所需要的时间
  D. 药物在室温下降解 90％所需要的时间
11. Arrhenius 公式定量描述的是（　　）。
  A. 湿度对反应速率的影响　　　　　　B. 光线对反应速率的影响
  C. pH 对反应速率的影响　　　　　　D. 温度对反应速率的影响
12. 药品的稳定性受到多种因素的影响，影响药品稳定性的环境因素是（　　）。
  A. 药品成分结构　　B. 湿度　　　　C. 剂型　　　　　D. 辅料

（二）配伍选择题

［1～5题］
　　A. 水解　　B. 氧化　　C. 聚合　　D. 异构化　　E. 光解
1. 苷类药物的主要降解途径是（　　）。
2. 挥发油类药物的主要降解途径是（　　）。
3. 氯霉素水溶液的主要降解途径是（　　）。
4. 维生素 C 的主要降解途径是（　　）。
5. 四环素的主要降解途径是（　　）。

（三）比较选择题

［1～5题］
　　A. pH　　B. 湿度　　　C. 两者均是　　　D. 两者均不是
1. 对药物的水解、氧化均有影响的是（　　）。
2. 属于处方因素的是（　　）。
3. 属于非处方因素的是（　　）。
4. 主要对固体制剂稳定性产生影响的是（　　）。
5. 需控制在药物 CRH 以下的是（　　）。

（四）多项选择题

1. 药物制剂稳定性研究的范围包括（　　）等方面。
  A. 化学稳定性　　B. 物理稳定性　　　C. 生物稳定性　　　D. 体内稳定性
2. 药物制剂的降解途径有（　　）。
  A. 水解　　　　　B. 氧化　　　　　C. 异构化　　　　　D. 脱羧、聚合
3. 可反应药物稳定性好坏的指标有（　　）。

A. 半衰期   B. 有效期   C. 反应速率常数   D. 反应级数

4. 影响药物稳定性的处方因素有（   ）。

A. pH   B. 溶剂   C. 离子强度   D. 温度

5. 影响药物制剂稳定性的外界因素有（   ）等。

A. 温度   B. 氧气   C. 离子强度   D. 光线

6. 为增加易水解药物的稳定性，可采取（   ）等措施。

A. 加等渗调节剂   B. 制成固体剂型

C. 加金属离子络合剂   D. 调节适宜 pH

7. 关于药物水解反应的表述，正确的是（   ）。

A. 水解反应速率与介质的 pH 无关

B. 水解反应与溶剂的极性无关

C. 酯类、酰胺类药物易发生水解反应

D. 一级反应的水解速率常数 $K = 0.693/t_{0.5}$

8. 药物稳定性试验方法中，影响因素试验包括（   ）。

A. pH 影响试验   B. 高温试验   C. 强光照射试验   D. 高湿度试验

9. 有关温度加速试验的叙述，正确的是（   ）。

A. 指导处方筛选   B. 指导确立工艺

C. 改进包装材料的依据   D. 预测有效期

10. 药物制剂有效期的测定方法有（   ）

A. 留样观察法   B. 加速试验法   C. 鲎试验法   D. 转篮法

二、填空题

1. 药物制剂稳定性研究范围包括_____、_____、_____。

2. 零级反应_____与_____呈线性关系，$t_{0.5} = $_____。一级反应_____与_____呈线性关系，$t_{0.9} = $_____。

3. 制剂中药物的化学降解最主要的途径是_____和_____。

4. 固体制剂稳定性的特点有_____、_____、_____和_____。

5. 确定药物制剂有效期的方法是_____，预测药物制剂有效期的方法是_____。

三、问答题

1. 简述药物制剂稳定性研究的意义和内容。

2. 名词解释：反应速率常数、半衰期、有效期。

3. 影响药物制剂稳定性的因素有哪些？对易氧化和易水解的药物制剂分别可采取哪些稳定化措施？

4. 简述恒温加速试验法预测有效期的原理及操作方法。

第四章 液体药剂

本章学习提示

　　液体药剂是临床应用广泛的一类制剂，品种繁多，按分散系统分为真溶液型、胶体溶液型、混悬液型和乳剂型四大类。学习重点如下：

　　1. 明确各类液体药剂的基本概念、特点，如溶液剂、糖浆剂、醑剂、芳香水剂、亲水胶体、溶胶剂、混悬剂、乳剂等。

　　2. 理解各类液体药剂的处方组成，认识液体药剂的常用分散介质和各类附加剂，并理解其应用特点，能正确选用，会处方分析。

　　3. 理解各类液体药剂的制备理论与方法，包括溶液型制剂的溶解理论和增加药物溶解度方法，胶体溶液型药剂的制备特点，乳剂形成理论，混悬剂与乳剂的稳定性及稳定化方法等，学会四类液体药剂的制备操作与质量控制。

　　4. 明确各类液体药剂的质量要求及质量评价项目，能正确评价其质量。

一、选择题

（一）单项选择题

1. 关于液体制剂的说法，错误的是（　　　）。
   A. 液体制剂中药物粒子分散度大，吸收快
   B. 某些固体制剂制成液体制剂后，可减少其对胃肠道的刺激性
   C. 固体药物制成液体制剂后，有利于提高生物利用度
   D. 化学稳定性较好

2. 不属于液体制剂质量要求的是（　　　）。
   A. 均相液体制剂应澄明
   B. 非均相液体制剂分散相粒子细小而均匀
   C. 口服液体制剂应外观良好，口感适宜
   D. 液体制剂不得检出微生物

3. 对酚、鞣质等有较大溶解度的溶剂是（　　　）。
   A. 乙醇　　　　　B. 甘油　　　　　C. 液体石蜡　　　　　D. 二甲基亚砜

4. 纯化水不能单独作为下列哪种（或哪类）药剂的分散介质。（　　　）
   A. 露剂　　　　　B. 醑剂　　　　　C. 糖浆剂　　　　　D. PVP 溶液

5. 关于乙醇的叙述中，错误的是（　　　）。
   A. 能与水、甘油等以任意比例混合

B. 本身无药理作用

C. 达 20％以上浓度具有防腐作用

D. 可作为醑剂的溶剂

6. 有"万能溶剂"之称的是（　　　）。

    A. 乙醇　　　　　　B. 甘油　　　　　　C. 液体石蜡　　　　D. 二甲基亚砜

7. 关于 PEG 的叙述中，错误的是（　　　）。

    A. 为半极性溶剂

    B. 能与水、乙醇、甘油等混合

    C. 对易水解药物有一定稳定作用

    D. 作溶剂时，常用相对分子质量为 3000～6000

8. 有关防腐剂的叙述，错误的是（　　　）。

    A. 尼泊金乙酯类防腐剂配伍使用有协同作用

    B. 苯甲酸和山梨酸在酸性条件下抑菌作用较好

    C. 洁尔灭系阳离子表面活性剂，不能用于制剂处方中作防腐剂

    D. 挥发油也具有防腐剂作用

9. 不能增加药物溶解度的方法是（　　　）。

    A. 加助悬剂　　　B. 加增溶剂　　　　C. 成盐　　　　　　D. 改变溶剂

10. 煤酚皂的制备是利用（　　　）原理。

    A. 增溶作用　　　B. 助溶作用　　　　C. 改变溶剂　　　　D. 制成盐类

11. 不属于真溶液型液体药剂的是（　　　）。

    A. 碘甘油　　　　B. 樟脑醑　　　　　C. 薄荷水　　　　　D. PVP 溶液

12. 有关真溶液的说法，错误的是（　　　）。

    A. 真溶液外观澄清　　　　　　　　　B. 分散相为物质的分子或离子

    C. 真溶液均易霉败　　　　　　　　　D. 真溶液型药剂吸收最快

13. 关于芳香水剂的叙述，错误的是（　　　）。

    A. 为挥发性药物的饱和或近饱和的水溶液

    B. 药物浓度均较低

    C. 因含芳香成分，故不易霉败

    D. 芳香水剂多用作矫味剂

14. 关于溶液剂的叙述，错误的是（　　　）。

    A. 一般为非挥发性药物的澄明溶液

    B. 溶剂均为水

    C. 可供内服或外用

    D. 可用溶解法或稀释法制备

15. 有关制备糖浆剂的叙述，错误的是（　　　）。

    A. 热溶法制备糖浆剂，有溶解快、滤速快、可以杀死微生物等特点

    B. 中药糖浆剂常用混合法制备

    C. 适量转化糖可防止药物氧化

D. 适量转化糖可防止霉变

16. 有关糖浆剂的说法，错误的是（　　　）。

    A. 糖浆剂的含糖量应为 45% （g/ml）以上

    B. 单糖浆可作矫味剂、助悬剂

    C. 单糖浆浓度高、渗透压大，可抑制微生物生长

    D. 糖浆剂为高分子溶液

17. 有关亲水胶体的叙述，错误的是（　　　）。

    A. 亲水胶体外观澄清

    B. 加大量电解质会使其沉淀

    C. 分散相为高分子化合物的分子聚集体

    D. 亲水胶体可提高疏水胶体的稳定性

18. 高分子溶液中加入大量电解质可导致（　　　）。

    A. 高分子物质分解　　　　　　　　B. 盐析

    C. 胶凝　　　　　　　　　　　　　D. 胶体带电而使稳定性增加

19. 关于溶胶剂的叙述，错误的是（　　　）。

    A. 为非均相分散体系

    B. 胶粒为多分子聚集体

    C. 在溶胶剂中加入亲水胶体可增加其稳定性

    D. 为动力学不稳定体系

20. 有关混悬剂的叙述，错误的是（　　　）。

    A. 为粗分散体系

    B. 混悬剂均为液体制剂

    C. 加入胶浆剂可增加其物理稳定性

    D. 混悬剂可用研磨法或凝聚法制备

21. 对混悬剂中微粒沉降速率影响不大的是（　　　）。

    A. 微粒半径

    B. 混悬剂黏性

    C. 混悬剂中药物的化学性质

    D. 分散微粒与分散介质的密度差

22. 混悬剂中加入少量电解质的作用是（　　　）。

    A. 助悬剂　　　　B. 润湿剂　　　　C. 抗氧剂　　　　D. 絮凝剂

23.《中国药典》2015 年版规定，口服混悬剂的沉降体积比应不低于（　　　）。

    A. 0.6　　　　　B. 0.8　　　　　C. 0.9　　　　　D. 1.0

24. 有关乳剂型药剂的说法，错误的是（　　　）。

    A. 由水相、油相、乳化剂组成　　　B. 药物必须是液体

    C. 乳剂特别适宜于油类药物　　　　D. 乳剂为热力学不稳定体系

25. 有关乳剂特点的叙述，错误的是（　　　）。

    A. 油性药物制成乳剂后分剂量准确

B. 乳剂外用可改善透皮性

C. 乳剂静脉注射具有靶向性

D. W/O 型乳剂可掩盖油类药物的不良臭味

26. 可作为内服 O/W 型乳剂的乳化剂是（　　）。

    A. 钠皂　　　　　B. 钙皂　　　　　　　C. 有机胺皂　　　　　D. 阿拉伯胶

27. 有关干胶法制备乳剂的叙述，错误的是（　　）。

    A. 乳钵洗后作干燥处理

    B. 根据油的种类不同，采用不同的油水胶比例

    C. 胶粉先用少量水研成胶浆

    D. 应沿同一方向研磨至初乳形成

28. 下列剂型中，吸收最快的是（　　）。

    A. 溶液剂　　　　B. 乳剂　　　　　　　C. 溶胶剂　　　　　　D. 混悬剂

29. 标签上应标注"用前摇匀"的液体制剂是（　　）。

    A. 糖浆剂　　　　B. 乳剂　　　　　　　C. 溶胶剂　　　　　　D. 混悬剂

30. 属于新生皂法制备的药剂是（　　）。

    A. 复方碘溶液　　B. 石灰搽剂　　　　　C. 炉甘石洗剂　　　　D. 胃蛋白酶合剂

（二）配伍选择题

［1～5 题］

    A. 真溶液　　　B. 疏水胶体　　　C. 亲水胶体　　　D. 混悬液

    E. 乳浊液

1. 生理盐水溶液属于（　　）。

2. 明胶浆属于（　　）。

3. 炉甘石洗剂属于（　　）。

4. 石灰搽剂属于（　　）。

5. 樟脑醑属于（　　）。

［6～10 题］

    A. 真溶液　　　B. 亲水胶体　　　C. 乳剂　　　D. 混悬液

    E. 疏水胶体

6. 粒径 1～100nm 的药物分子聚集体分散于液体分散剂中，形成（　　）。

7. 油滴分散于水中，形成（　　）。

8. 难溶性固体药物分散于液体分散剂中，形成（　　）。

9. 高分子化合物分散于水中，形成（　　）。

10. 以小分子或离子分散于液体分散剂中，形成（　　）。

［11～15 题］

    A. 甜味剂　　　B. 芳香剂　　　C. 胶浆剂　　　D. 泡腾剂　　　　E. 着色剂

11. 能掩盖药物苦、涩味的是（　　）。

12. 薄荷油可作为（　　）。

13. 能麻痹味蕾起矫味作用的是（　　）。

14. 干扰味蕾的味觉起矫味作用的是（　　）。

15. 由碳酸盐和有机酸组成的是（　　）。

[16~20 题]

    A. 絮凝剂　　　B. 反絮凝剂　　　C. 润湿剂　　　D. 助悬剂

    E. 助溶剂

16. HLB 值在 7~11 的表面活性剂用作（　　）。

17. 混悬剂中加入糖浆用作（　　）。

18. 可使混悬微粒的 Zeta 电位降低的电解质用作（　　）。

19. 可使混悬剂絮凝度降低的电解质用作（　　）。

20. 可与药物形成可溶性复合物的是（　　）。

[21~25 题]

    A. 乳化剂类型改变　　　　　　　B. 微生物及光、热、空气等作用

    C. 分散相与连续相存在密度差　　D. Zeta 电位降低

    E. 乳化剂失去乳化作用

21. 乳剂破裂的原因是（　　）。

22. 乳剂絮凝的原因是（　　）。

23. 乳剂酸败的原因是（　　）。

24. 乳剂转相的原因是（　　）。

25. 乳剂分层的原因是（　　）。

（三）比较选择题

[1~5 题]

    A. 助悬剂　　　B. 乳化剂　　　C. 二者均是　　　D. 二者均不是

1. 亚硫酸氢钠是（　　）。

2. 卵磷脂是（　　）。

3. 阿拉伯胶是（　　）。

4. 单糖浆是（　　）。

5. 吐温-80 是（　　）。

[6~10 题]

    A. 溶胶　　　B. 高分子溶液　　　C. 二者均是　　　D. 二者均不是

6. 稳定性受电解质影响的是（　　）。

7. 分散相质点大小在 1~100nm 的是（　　）。

8. 属于粗分散系的是（　　）。

9. 为非均相分散体系的是（　　）。

10. 为均相体系的是（　　）。

[11~15 题]

    A. 均相液体药剂　　　B. 非均相液体药剂

C. 二者均是　　D. 二者均不是

11. 复方碘口服溶液是（　　）。

12. 胃蛋白酶合剂是（　　）。

13. 鱼肝油乳剂是（　　）。

14. 石灰搽剂是（　　）。

15. 复方硫洗剂是（　　）。

[16～20题]

A. 内服液体药剂　　B. 外用液体药剂

C. 二者均可　　　D. 二者均不可

16. 合剂是（　　）。

17. 洗剂是（　　）。

18. 溶液剂是（　　）。

19. 混悬剂是（　　）。

20. 乳剂是（　　）。

（四）多项选择题

1. 按分散系统可将液体药剂分为（　　）。

A. 真溶液　　　B. 胶体溶液　　　C. 混悬液　　　D. 乳浊液

2. 可反映混悬剂质量好坏的指标是（　　）。

A. 分散相质点大小　　　　　　B. 分散相分层与合并速率

C. F 值　　　　　　　　　　D. β 值

3. 不易霉败的制剂有（　　）。

A. 醑剂　　　B. 甘油剂　　　C. 单糖剂　　　D. 明胶浆

4. 制备糖浆剂的方法有（　　）。

A. 溶解法　　　B. 稀释法　　　C. 化学反应法　　　D. 混合法

5. 有关混悬液的说法，错误的是（　　）。

A. 混悬液为动力学不稳定体系、热力学稳定体系

B. 药物制成混悬液可延长药效

C. 难溶性药物常制成混悬液

D. 毒剧性药物常制成混悬液

6. 液体药剂常用的矫味剂有（　　）。

A. 蜂蜜　　　B. 香精　　　C. 薄荷油　　　D. 有机酸

7. 为增加混悬液的稳定性，在药剂学上常用的措施有（　　）。

A. 减少粒径　　　　　　　　　B. 增加微粒与介质间密度差

C. 加入触变胶　　　　　　　　D. 增加介质黏度

8. 处方：沉降硫黄 30g，硫酸锌 30g，樟脑醑 250ml，甘油 50ml，5%新洁尔灭 4ml，蒸馏水加至 1000ml。对以上复方硫洗剂，下列说法正确的是（　　）。

A. 樟脑醑应缓缓加入，急速搅拌

B. 甘油可增加混悬剂的稠度，并有保湿作用

C. 新洁尔灭在此主要起润湿剂的作用

D. 制备过程中应将沉降硫与润湿剂研磨使之粉碎到一定程度

9. 乳剂的变化中，可逆的变化是（　　　）。

    A. 合并　　　　　　B. 酸败　　　　　　C. 絮凝　　　　　　D. 分层

10. 具有乳化作用的辅料有（　　　）。

    A. 山梨酸　　　　　　　　　　　B. 聚氧乙烯脱水山梨醇脂肪酸酯

    C. 豆磷脂　　　　　　　　　　　D. 西黄蓍胶

11. 关于高分子溶液的说法，正确的是（　　　）。

    A. 当温度降低时会发生胶凝

    B. 无限溶胀过程常需加热或搅拌

    C. 制备高分子溶液时，应将高分子化合物投入水中迅速搅拌

    D. 配制高分子化合物溶液，常先用冷水湿润和分散

12. 关于混悬液的说法，正确的是（　　　）。

    A. 混悬剂中可加入一些高分子物质物理抑制结晶生长，使其稳定

    B. 沉降体积比小，说明混悬剂物理稳定性好

    C. 干混悬剂有利于解决混悬剂在保存过程中的稳定性问题

    D. 重新分散试验中，使混悬剂重新分散所需次数越多，混悬剂越稳定

13. 制备单糖浆时，控制温度和时间是为了（　　　）。

    A. 防止转化糖增加　　　　　　B. 防止水分蒸发

    C. 防止色泽加深　　　　　　　D. 防止糖焦化

14. 引起乳剂破坏的原因是（　　　）。

    A. 温度过高或过低　　　　　　B. 加入相反类型乳化剂

    C. 加入油水两相均能溶解的溶剂　　D. 加入电解质

15. 有关乳剂制备的叙述，正确的是（　　　）。

    A. 乳化温度一般不宜超过 70℃

    B. 固体药物应研细后加入乳剂

    C. 乳化时间越长越好

    D. 机械法制备乳剂可不考虑两相液体和乳化剂混合的顺序

16. 形成乳剂的条件包括（　　　）。

    A. 降低油、水界面张力　　　　B. 在液滴周围形成乳化膜

    C. 做乳化功　　　　　　　　　D. 有适当的相体积比

二、填空题

1. 液体药剂按分散系统分为_____、_____、_____和_____。属于分子分散系统的是_____、_____。属于非均相系统的是_____、_____、_____。

2. 一般含_____以上乙醇的药剂具有防腐作用。用乙醇作为溶剂制备的液体药剂称为_____。

3. 液体药剂的防腐措施有：_____、_____。

4. 增加药物溶解度的方法有：_____、_____、_____、_____、_____。

5. 同离子效应可_____药物的溶解度。

6. 糖浆剂的含糖量应不低于_____％（g/ml），单糖浆的含糖量等于_____％（g/ml）。

7. 糖浆剂的制备法有：_____和_____。糖浆剂在制备和贮藏过程中主要的质量问题是_____、_____和_____。

8. 胶体溶液按其分散相不同可分为_____、_____。

9. 高分子溶液的稳定性取决于高分子化合物的_____、_____。

10. 高分子溶液的溶解过程包括_____和_____两过程。

11. _____的药物宜制成混悬剂，而_____或_____的药物不宜制成混悬剂。

12. 具有触变性的胶体称为_____，可用作_____的稳定剂。

13. 混悬剂的稳定剂有_____、_____、_____。

14. 混悬剂的制法有_____、_____。

15. 乳剂由_____、_____和_____三部分组成。

16. 乳剂按分散相不同分为_____型和_____型，此外还有_____。

17. 决定乳剂类型的主要因素是_____和_____。

18. 干胶法或湿胶法制备乳剂时，初乳中油水胶三者要有一定的比例，若用植物油时其比例为_____，若用挥发油时其比例为_____，若用液体石蜡时其比例为_____。

三、问答题

1. 什么是液体药剂？有何特点？

2. 增加药物溶解度的方法有哪些？举例说明。

3. 什么是防腐剂？药剂中常用的防腐剂有哪几类？举例说明。

4. 哪几类液体药剂本身具有防腐作用？为什么？

5. 什么是醑剂、芳香水剂？二者有何异同？

6. 什么是触变胶？有何应用？

7. 亲水胶体稳定性主要取决于哪些因素？破坏亲水胶体稳定性的因素有哪些？

8. 哪些情况下考虑配制混悬液型药剂？哪些情况下不宜制成混悬剂？

9. 根据 Stokes 定律分析如何增加混悬液的稳定性。

10. 简述助悬剂在混悬剂中的作用。助悬剂主要有哪几类？举例说明。

11. 什么是乳剂和乳化剂？简述乳剂型药剂的特点。

12. 破坏乳剂的因素有哪些？

13. 分析煤酚皂溶液的处方，并说明其制备原理。

处方：煤酚　　　500ml　　　　　氢氧化钠　　　　27g

　　　豆油　　　180ml　　　　　蒸馏水　　　　　加至1000ml

14. 复方硫洗剂

处方：

沉降硫	1.5g
硫酸锌	1.5g
甘油	5ml
羧甲基纤维素钠	0.2g
樟脑醑	12.5ml
蒸馏水	加至50ml

（1）写出处方中各成分作用。

（2）本制剂属于哪种分散系统？制备要点是什么？

（3）如何提高本品的物理稳定性？

15. 液体石蜡乳剂

处方：

液体石蜡	12ml
阿拉伯胶	4g
5％尼泊金乙酯醇溶液	0.1ml
蒸馏水	加至30ml

制法：取液体石蜡置干燥研钵中，将阿拉伯胶粉分次加入研匀，加蒸馏水8ml，迅速沿同一方向不停地研磨至初乳形成。再加尼泊金乙酯醇溶液及蒸馏水至全量，研匀，即得。

（1）写出处方中各成分作用。

（2）本乳剂属哪种类型？为什么？乳剂类型可用哪些方法鉴别？

（3）本乳剂采用的是哪种制备方法？简述其制备要点。

第五章　浸出制剂

本章学习提示

浸出制剂属于中药制剂，是以中药材为原料通过适当溶剂和方法浸出有效成分而进一步加工制成的一类制剂，包括汤剂、合剂、酒剂、酊剂、流浸膏剂、浸膏剂、煎膏剂、口服液等多种。学习重点如下：

1. 熟悉中药材前处理的相关内容，包括药材浸提的原理，浸提、精制和干燥的方法与选用，浸提溶剂的特点与选用，浸出辅助剂的作用与选用。

2. 理解各类浸出制剂的概念、特点及其制备方法；常用浸出制剂如汤剂、合剂与口服液，酒剂与酊剂，流浸膏剂与浸膏剂在生产工艺上的联系与区别。

3. 明确浸出制剂存在的质量问题及控制其质量的方法。

一、选择题

（一）单项选择题

1. 植物性药材浸提过程中，浸出动力是（　　）。
   A. 时间　　　　　　B. 溶剂种类　　　　　C. 浓度差　　　　　　D. 浸提温度

2. 用乙醇加热浸提药材时，适宜用（　　）。
   A. 浸渍法　　　　　B. 煎煮法　　　　　　C. 渗漉法　　　　　　D.　回流法

3. 在室温下进行且浸出效率高的浸出方法是（　　）。
   A. 浸渍法　　　　　B. 蒸馏法　　　　　　C. 渗漉法　　　　　　D. 煎煮法

4. 下列浸出制剂中，主要作为制剂原料而很少直接用于临床的是（　　）。
   A. 浸膏剂　　　　　B. 合剂　　　　　　　C. 酒剂　　　　　　　D. 酊剂

5. 下列不是酒剂、酊剂制法的是（　　）。
   A. 冷浸法　　　　　B. 热浸法　　　　　　C. 煎煮法　　　　　　D. 渗漉法

6. 除另有规定外，含毒剧药酊剂的浓度为（　　）（g/ml）。
   A. 5%　　　　　　B. 10%　　　　　　　C. 15%　　　　　　　D. 20%

7. 除另有规定外，流浸膏剂每毫升相当于原药材（　　）g。
   A. 1　　　　　　　B. 2　　　　　　　　C. 5　　　　　　　　D. 10

8. 除另有规定外，浸膏剂每克相当于原药材（　　）g。
   A. 1~2　　　　　　B. 2~5　　　　　　　C. 5~10　　　　　　　D. 10~15

9. 需作含醇量测定的制剂是（　　）。
   A. 煎膏剂　　　　　B. 流浸膏剂　　　　　C. 浸膏剂　　　　　　D. 中药合剂

10. 单剂量分装并需灭菌的浸出制剂是（　　　）。

    A. 煎膏剂　　　　B. 中药合剂　　　　C. 酊剂　　　　D. 口服液

（二）配伍选择题

[1～5题]

    A. 汤剂　　　B. 酒剂　　　C. 酊剂　　　D. 口服液　　　E. 煎膏剂

1. 加水煎煮，去渣去汁得到的液体制剂是（　　　）。

2. 系用蒸馏酒浸提药材得到的澄明液体制剂是（　　　）。

3. 用不同浓度乙醇浸出或溶解药物而得的澄明液体制剂是（　　　）。

4. 药材适当提取、纯化，加入适宜附加剂的一种单剂量型液体制剂是（　　　）。

5. 药材加水煎煮，去渣浓缩后，加炼蜜制成的半流体状制剂是（　　　）。

（三）比较选择题

[1～5题]

    A. 流浸膏剂　　　B. 煎膏剂　　　C. 二者均是　　　D. 二者均不是

1. 含醇浸出制剂的是（　　　）。

2. 含糖浸出制剂的是（　　　）。

3. 可用煎煮法制备的是（　　　）。

4. 常作为制备其他制剂原料的是（　　　）。

5. 有规定浓度要求的是（　　　）。

（四）多项选择题

1. 浸出制剂的特点有（　　　）。

    A. 具有多成分的综合疗效　　　　　　B. 适用于不明成分的药材制备

    C. 相比原药材服用剂量少　　　　　　D. 药效缓和持久

2. 影响浸出的因素有（　　　）。

    A. 药材粒度　　　B. 药材成分　　　C. 浸提温度、时间　D. 浸提压力

3. 浸出制剂的防腐可通过（　　　）。

    A. 控制环境卫生　　　　　　　　　　B. 加入防腐剂

    C. 药液灭菌　　　　　　　　　　　　D. 用茶色容器分装

4. 制备药酒的常用方法有（　　　）。

    A. 溶解法　　　B. 稀释法　　　C. 浸渍法　　　　D. 渗漉法

5. 含乙醇的浸出药剂有（　　　）。

    A. 酊剂　　　B. 汤剂　　　C. 酒剂　　　D. 醋剂

二、填空题

1. 浸出的辅助剂常用的有＿＿＿＿、＿＿＿＿、＿＿＿＿。在溶剂中加入

_____有利于生物碱类成分的提出；在溶剂中加入_____可稳定鞣质类成分。

2. 乙醇作为浸出溶剂，浓度达_____以上具有防腐作用，在_____以上能延缓药物的水解。

3. 浸出过程分为_____、_____、_____和_____四个阶段。

4. 浸出的新技术有：_____、_____、_____等。

5. 含醇浸出制剂有：_____、_____、_____。

6. 常见的浸出方法有_____、_____、_____、_____、_____。

7. 适宜于浸提贵重或成分含量低的药材的浸出方法是_____，适宜于浸出挥发油的浸出方法是_____。

8. 酊剂的制备，按原料不同有_____、_____、_____和_____四种方法。

三、问答题

1. 什么叫浸出制剂？有何特点？

2. 影响浸出的因素有哪些？

3. 汤剂制备中哪些药材需先煎、后下、包煎、烊化？

4. 合剂与口服液有何异同？

5. 酊剂与酒剂有何异同？

6. 流浸膏剂和浸膏剂有何异同？

7. 简述口服液的制备工艺过程。

8. 如何控制浸出制剂的质量？

第六章 注射剂与滴眼剂

本章学习提示

注射剂与滴眼剂均属无菌制剂，教材基本单元操作模块中的过滤、灭菌法与空气净化技术与其生产和质量控制密切相关。学习重点如下：

1. 过滤操作在注射剂生产中的目的意义，各种滤器的特点与选用，各类灭菌方法的特点与选用，注射剂生产车间的洁净度要求及空气净化技术的应用。

2. 理解注射剂和滴眼剂的含义及质量要求，尤其是无菌、无热原、澄明度、pH和渗透压的含义与要求，两种剂型在质量要求上的异同。

3. 理解热原的含义及危害，注射剂生产中污染热原的途径和检查方法，在理解热原性质的基础上，会选用热原的去除方法。

4. 理解注射剂的处方组成，各类溶剂（或分散剂）和附加剂的质量要求、应用特点与选用，会计算等渗调节剂的用量，会典型处方分析。

5. 不同类型注射剂（安瓿注射剂、输液剂、粉针）和滴眼剂的制备工艺过程，明确其质量的影响因素，能按注射剂的质量要求和GMP要求对其进行质量控制，分析和解决质量问题。

一、选择题

（一）单项选择题

1. 关于洁净室空气净化的叙述，错误的是（   ）。

    A. 空气净化的方法多采用空气滤过法

    B. 以 $0.5\mu m$ 和 $5\mu m$ 作为划分洁净度等级的标准粒径

    C. 空气滤过器分为初效、中效、高效三类

    D. 高效滤过器一般装在通风系统的首端

2. 无菌制剂的灌装区洁净度要求为（   ）。

    A. A级　　　　　B. B级　　　　　C. C级　　　　　D. D级

3. 空气净化技术主要是通过控制生产场所中的（   ）。

    A. 适宜的温度　　　　　　　　B. 适宜的湿度

    C. 空气细菌污染水平　　　　　D. 空气中尘粒浓度

    E. 以上均是

4. 对层流净化特点的表述，错误的是（   ）。

    A. 层流净化为 A 级净化

B. 空气处于层流状态，室内空气不易积尘

C. 空调净化即为层流净化

D. 可控制洁净室的温度与湿度

5. 注射剂的制备中，洁净度要求最高的工序为（　　　）。

    A. 配液　　　　　　B. 过滤　　　　　　　C. 灌封　　　　　　D. 灭菌

6. 有关热压灭菌的叙述，错误的是（　　　）。

    A. 利用高温高压水蒸气灭菌

    B. 利用高温高压空气灭菌

    C. 能杀灭所有微生物的繁殖体和芽孢

    D. 油类药物不适用

7. 下列不属于热压灭菌条件的是（　　　）。

    A. 100℃，30min　　　　　　　　B. 121℃，20min

    C. 126℃，15min　　　　　　　　D. 115℃，30min

8. 灭菌的标准以杀死（　　　）为准。

    A. 热原　　　　　　B. 微生物　　　　　　C. 细菌　　　　　　D. 芽孢

9. 能破坏热原的条件是（　　　）

    A. 115℃ 30min　　　　　　　　B. 160～170℃ 2h

    C. 250℃ 30min　　　　　　　　D. 180℃ 1h

10. 可用于滤过除菌的滤器是（　　　）

    A. G_3 垂熔玻璃滤器　　　　　　　B. 砂滤棒

    C. 0.22μm 微孔滤膜　　　　　　D. 0.65μm 微孔滤膜

11. 注射用油的灭菌方法是（　　　）。

    A. 流通蒸汽灭菌　　　　　　　　B. 干热空气灭菌

    C. 紫外线灭菌　　　　　　　　　D. 微波灭菌

12. 热压灭菌应使用（　　　）。

    A. 饱和蒸汽　　　B. 湿饱和蒸汽　　　C. 过热蒸汽　　　D. 干热蒸汽

13. 常用于注射液最后精滤的滤器是（　　　）。

    A. 砂滤棒　　　　B. 垂熔玻璃棒　　　C. 微孔滤膜　　　D. 布氏漏斗

14. 塔式蒸馏水器中安装隔沫装置，其作用是除去（　　　）。

    A. 热原　　　　　　B. 重金属离子　　　　C. 细菌　　　　　　D. 废气

15. 安瓿宜采用的灭菌方法是（　　　）。

    A. 紫外线灭菌　　　B. 干热灭菌　　　　C. 滤过除菌　　　　D. 辐射灭菌

16. 有关注射剂的叙述，错误的是（　　　）。

    A. 注射剂均为澄明液体　　　　　B. 适用于不宜口服的药物

    C. 适用于不能口服药物的病人　　D. 产生局部定位及靶向给药作用

17. 注射剂质量要求的叙述中，错误的是（　　　）。

    A. 混悬液型、乳剂型注射剂不做澄明度检查

    B. 调节 pH 应兼顾注射剂的稳定性及溶解性

C. 应与血浆的渗透压相等或接近

D. 不含任何活的微生物

18. 一般注射剂的 pH 应为（　　　）。

    A. 5～7　　　　　B. 5～9　　　　　C. 4～9　　　　　D. 7.4

19. 对注射剂渗透压的要求，错误的是（　　　）。

    A. 输液必须等渗或偏高渗

    B. 肌内注射可耐受一定范围的渗透压

    C. 静脉注射液以等渗为好，可缓慢注射低渗溶液

    D. 脊椎腔注射液必须等渗

20. 关于热原的叙述，正确的是（　　　）。

    A. 是引起人体体温异常升高的物质

    B. 是微生物产生的一种外毒素

    C. 不同细菌所产生的热原其致热活性是相同的

    D. 热原的主要成分和致热中心是磷脂

21. 对热原性质的叙述，正确的是（　　　）。

    A. 溶于水，不耐热　　　　　　　B. 溶于水，有挥发性

    C. 耐热、不挥发　　　　　　　　D. 不溶于水，具挥发性

22. 《中国药典》2015 年版规定的注射用水是（　　　）。

    A. 纯化水　　　　　　　　　　　B. 纯化水经反渗透制得的水

    C. 纯化水经蒸馏制得的水　　　　D. 去离子水

23. 注射用水与蒸馏水检查项目的不同点是（　　　）。

    A. 细菌　　　　　B. 热原　　　　　C. 酸碱度　　　　　D. 氯离子

24. 注射用油的质量要求中，正确的是（　　　）。

    A. 酸价越高越好　　　　　　　　B. 碘价越高越好

    C. 酸价越低越好　　　　　　　　D. 皂化价越高越好

25. 不属于注射剂附加剂的是（　　　）。

    A. 矫味剂　　　　　B. 乳化剂　　　　　C. 助悬剂　　　　　D. 抑菌剂

26. 维生素 C 注射液中宜采用的抗氧剂是（　　　）。

    A. 维生素 E 或亚硫酸钠　　　　　B. 焦亚硫酸钠或亚硫酸氢钠

    C. 亚硫酸氢钠或硫代硫酸钠　　　D. 焦亚硫酸钠或亚硫酸钠

27. 不许加入抑菌剂的注射剂是（　　　）。

    A. 静脉　　　　　B. 脊椎　　　　　C. 均是　　　　　D. 均不是

28. 注射剂最常用的抑菌剂为（　　　）。

    A. 尼泊金类　　　B. 三氯叔丁醇　　　C. 碘仿　　　　　D. 醋酸苯汞

29. 盐酸普鲁卡因注射液宜采用的 pH 调节剂是（　　　）。

    A. 盐酸　　　　　　　　　　　　B. 硫酸

    C. 醋酸　　　　　　　　　　　　D. 磷酸盐缓冲溶液

30. 滴眼液中用到 MC，其作用是（　　　）。

A. 调节等渗　　B. 抑菌　　　　　C. 调节黏度　　　　D. 医疗作用

31. 兼有抑菌和止痛作用的是（　　）。

A. 尼泊金类　　B. 三氯叔丁醇　　C. 碘仿　　　　　　D. 醋酸苯汞

32. 氯化钠的等渗当量是指（　　）。

A. 与 1g 药物呈等渗效应的氯化钠的量

B. 与 1g 氯化钠成等渗的药物的量

C. 使冰点降低 0.52℃ 的氯化钠的量

D. 生理盐水中氯化钠的量

33. NaCl 作等渗调节剂时，若利用等渗当量法计算，其用量的计算公式为（　　）。

A. $x=0.9\%V-EW$

B. $x=0.9\%V+EW$

C. $x=0.9V-EW$

D. $x=0.09\%V-EW$

34. 配制 1% 盐酸普鲁卡因注射液 200ml，需加氯化钠（　　）使成等渗溶液（盐酸普鲁卡因的氯化钠等渗当量为 0.18）。

A. 1.44g　　　B. 1.8g　　　　　C. 2g　　　　　　　D. 0.18g

35. 配制 2% 盐酸普鲁卡因溶液 1000ml，需加（　　）氯化钠使成等渗溶液（1% 盐酸普鲁卡因溶液的冰点降低 0.12℃）。

A. 8.4g　　　　B. 4.8g　　　　　C. 6.5g　　　　　　D. 2.4g

36. 注射剂中加入硫代硫酸钠作为抗氧剂时，通入的气体应该是（　　）。

A. O_2　　　　B. CO_2　　　　C. N_2　　　　　　D. 空气

37. 在制剂中作为金属离子络合剂使用的是（　　）。

A. $NaHCO_3$　　B. NaCl　　　　C. 焦亚硫酸钠　　D. 依地酸二钠

38. 焦亚硫酸钠在注射剂中作为（　　）。

A. pH 调节剂　　　　　　　　　B. 金属离子络合剂

C. 止痛剂　　　　　　　　　　　D. 抗氧剂

39. 大量注入低渗注射液，可导致（　　）。

A. 红细胞聚集　　B. 红细胞皱缩　　C. 溶血　　　　　D. 均有可能

40. 某试制的注射剂（输液）使用后造成溶血，应（　　）。

A. 适当增加水的用量　　　　　　B. 酌情加入抑菌剂

C. 适当增大一些酸性　　　　　　D. 适当增加 NaCl 的量

41. 注射用青霉素粉针，临用前应加入（　　）溶解。

A. 酒精　　　　B. 蒸馏水　　　　C. 注射用水　　　D. 灭菌注射用水

42. 关于注射剂容器处理的说法，错误的是（　　）。

A. 安瓿一般在烘箱内 120～140℃ 干燥

B. 盛装无菌操作的药液或低温灭菌制品的安瓿需用 180℃ 干热灭菌 1.5h

C. 大量生产多采用隧道式烘箱干燥，隧道内平均温度约 200℃

D. 采用远红外干燥装置 350℃/1min，能达到安瓿灭菌的目的

43. 冷冻干燥正确的工艺流程为（　　）。

A. 测共熔点→预冻→升华→干燥　　B. 测共熔点→预冻→干燥→升华

C. 预冻→测共熔点→升华→干燥　　D. 预冻→测共熔点→干燥→升华

44. 关于冷冻干燥的叙述，错误的是（　　）。

　　A. 预冻温度应在低于共熔点以下 10～20℃

　　B. 预冻温度过高或升华时供热过快易致"喷瓶"

　　C. 黏稠、熔点低的药物宜采用一次升华法

　　D. 药液浓度高时，为避免产品不饱满，处方中可加入甘露醇等填充剂

45. 关于输液灭菌的叙述，错误的是（　　）。

　　A. 从配制到灭菌以不超过 4h 为宜

　　B. 采用热压灭菌法，灭菌时间应从升温开始时计算

　　C. 灭菌锅压力下降到零后才能缓慢打开灭菌锅门

　　D. 塑料输液袋可以采用 109℃/45min 灭菌

46. 对维生素 C 注射液的表述，错误的是（　　）。

　　A. 采用 100℃流通蒸汽 15min 灭菌

　　B. 配制时使用的注射用水需用二氧化碳饱和

　　C. 可采用依地酸二钠络合金属离子，增加稳定性

　　D. 处方中加入碳酸氢钠调节 pH 使成偏碱性，避免肌注时疼痛

47. 药物制成无菌粉末的目的是（　　）。

　　A. 方便应用　　　　　　　　　　B. 方便运输贮存

　　C. 方便生产　　　　　　　　　　D. 防止药物降解

48. 对滴眼剂的叙述，错误的是（　　）。

　　A. 正常眼可耐受的 pH 为 5.0～9.0

　　B. 正常眼能适应相当于 0.6%～1.5%氯化钠溶液的渗透压

　　C. 混悬型滴眼剂 15μm 以下的颗粒不得少于 90%

　　D. 滴眼剂黏度越大，越有利于药物的吸收

49. 氯霉素眼药水中加入硼酸的主要作用是（　　）。

　　A. 增溶　　　　B. 调节 pH　　　　C. 防腐　　　　D. 增加疗效

50. 滴眼剂中的抑菌剂宜选用（　　）。

　　A. 洁尔灭　　　　B. 苯酚　　　　C. 硫柳汞　　　　D. 苯甲醇

（二）配伍选择题

[1～5 题]

　　A. 无菌　　B. 灭菌　　C. 防腐　　D. 消毒　　E. 除菌

1. 用物理和化学方法将病原微生物杀死的过程是（　　）。

2. 用低温或化学药品防止和抑制微生物生长繁殖的过程是（　　）。

3. 用物理或化学方法将所有致病或非致病的微生物及其芽孢全部杀死的过程是

（　　）。

4. 将药液过滤，得到既不含活的也不含死的微生物药液的过程是（　　）。

5. 物品中无活的微生物存在的状态是（　　　）。

[6～10题]　请选择适宜的灭菌法。

    A. 干热灭菌（160℃/2h）　　　B. 热压灭菌　　　C. 流通蒸汽灭菌

    D. 紫外线灭菌　　　E. 过滤除菌

6. 5%葡萄糖注射液（　　　）。

7. 胰岛素注射液（　　　）。

8. 空气和操作台表面（　　　）。

9. 维生素C注射液（　　　）。

10. 安瓿（　　　）。

[11～15题]　请选择维生素C注射液中各成分的作用。

    A. 维生素C　　B. $NaHCO_3$　　　　C. $NaHSO_3$　　　　D. EDTA-2Na

    E. 注射用水

11. pH调节剂（　　　）。

12. 抗氧剂（　　　）。

13. 溶剂（　　　）。

14. 主药（　　　）。

15. 金属离子络合剂（　　　）。

[16～20题]　分析醋酸可的松注射剂处方。

A. 醋酸氢化可的松微晶 25g

B. 氯化钠 3g

C. 羧甲基纤维素钠 5g

D. 硫柳汞 0.01g

E. 聚山梨酯 80 1.5g，注射用水加至 1000ml

16. 药物（　　　）。

17. 抑菌剂（　　　）。

18. 助悬剂（　　　）。

19. 润湿剂（　　　）。

20. 等渗调节剂（　　　）。

[21～25题]

    A. 电解质输液　　B. 胶体输液　　C. 营养输液　　D. 粉针

    E. 混悬型注射剂

21. 生理盐水（　　　）。

22. 右旋糖酐注射液（　　　）。

23. 静脉脂肪乳（　　　）。

24. 辅酶A（　　　）。

25. 醋酸可的松注射剂（　　　）。

[26～30题]

    A. G_3垂熔玻璃滤器　　B. G_4垂熔玻璃滤器　　C. 砂滤棒

D. 0.8μm 微孔膜滤器　　E. 0.22μm 微孔膜滤器

26. 属深层滤过，精滤，减压或加压滤过（　　）。

27. 属深层滤过，精滤，常压滤过（　　）。

28. 粗滤（　　）。

29. 属筛过滤，除微粒，提高澄明度（　　）。

30. 除菌过滤（　　）。

[31~35题]

　　A. 静脉注射　　B. 肌内注射　　C. 皮内注射　　D. 皮下注射

　　E. 脊椎注射

31. 等渗水溶液，不得加抑菌剂，注射量不得超过 10ml（　　）。

32. 注射于真皮和肌肉之间的软组织内，剂量为 1~2ml（　　）。

33. 用于过敏试验或疾病诊断（　　）。

34. 不存在吸收过程，起效最快的是（　　）。

35. 水溶液、油溶液、混悬液、乳浊液均可注射的是（　　）。

[36~40题]　选择除去热原时所利用的热原性质。

　　A. 耐热性　　B. 水溶性　　C. 滤过性　　D. 不挥发性

　　E. 不耐强酸、碱、氧化剂

36. 安瓿经 250℃/30min 灭菌（　　）。

37. 用重蒸馏法制备注射用水（　　）。

38. 配液时加入适量活性炭，最后用微孔滤膜过滤（　　）。

39. 塔式蒸馏水器中安置隔沫装置（　　）。

40. 用浓硫酸重铬酸钾溶液荡洗输液瓶（　　）。

[41~45题]

　　A. 粉针　　B. 胶体溶液型注射剂　　C. 溶液型注射剂

　　D. 混悬型注射剂　　E. 乳剂型注射剂

41. 右旋糖酐制成（　　）。

42. 青霉素宜制成（　　）。

43. 醋酸可的松制成（　　）。

44. 黄体酮制成（　　）。

45. 脂肪制成（　　）。

[46~50题]

　　A. 含水量偏高　　B. 喷瓶　　C. 产品外形不饱满

　　D. 异物　　E. 装量差异大

46. 干燥时真空度不够，热量供应不足（　　）。

47. 升华时供热过快，局部过热（　　）。

48. 生产环境洁净度不够高（　　）。

49. 冷冻干燥开始形成的已干外壳结构致密，水蒸气难以排除（　　）。

50. 预冻温度不够（　　）。

[51～55题]

A. 纯化水　　B. 注射用水　　C. 灭菌注射用水

D. 制药用水　　E. 饮用水

51. 包括饮用水、纯化水、注射用水和灭菌注射用水（　　）。

52. 配制普通药物制剂的溶剂或试验用水（　　）。

53. 注射液配制用水（　　）。

54. 溶解粉针或稀释注射液的水（　　）。

55. 纯化水的制备水源（　　）。

（三）比较选择题

[1～5题]

A. 注射剂　　B. 滴眼剂　　C. 两者均是　　D. 两者均不是

1. pH 要求为 5～9（　　）。

2. pH 要求为 4～9（　　）。

3. 每一种制剂均要求做无菌检查（　　）。

4. 常用硝酸苯汞为抑菌剂（　　）。

5. 要求无热原（　　）。

[6～10题]

A. 热压灭菌　　B. 流通蒸汽灭菌　　C. 两者均可　　D. 两者均不可

6. 用于输液灭菌（　　）。

7. 用于安瓿注射剂灭菌（　　）。

8. 可破坏热原（　　）。

9. 属于湿热灭菌（　　）。

10. 注射用油灭菌（　　）。

[11～15题]

A. 注射用水　　B. 注射用油　　C. 两者均可　　D. 两者均不可

11. 电渗析法制备（　　）。

12. 离子交换法制备（　　）。

13. 重蒸馏法制备（　　）。

14. 反渗透法制备（　　）。

15. 只能肌内注射（　　）。

[16～20题]

A. 有去除离子作用　　B. 有去除热原作用

C. 以上两种作用均有　　D. 以上两种作用均无

16. 电渗析法制水（　　）。

17. 离子交换法制水（　　）。

18. 重蒸馏法制水（　　）。

19. 反渗透法制水（　　）。

20. 0.45μm 微孔滤膜过滤（   ）。

[21～25题]

    A. 注射用水　　　B. 去离子水　　　C. 两者均可　　　D. 两者均不可

21. 用于配制注射液（   ）。

22. 用于安瓿的粗洗（   ）。

23. 用于安瓿的精洗（   ）。

24. 用于溶解粉针（   ）。

25. 用于制备灭菌注射用水的水源（   ）。

[26～30题]

    A. 微孔滤膜　　　B. 砂滤棒　　　C. 两者均是　　　D. 两者均不是

26. 注射液的精滤（   ）。

27. 注射液的粗滤（   ）。

28. 除热原（   ）。

29. 属于筛过滤原理（   ）。

30. 属深层过滤原理，分粗、中、细三种规格（   ）。

[31～35题]

    A. 静脉注射　　　B. 脊椎注射　　　C. 两者均是　　　D. 两者均不是

31. 不许加抑菌剂（   ）。

32. 要求严格等渗（   ）。

33. 主要是水溶液，少数乳浊液也可（   ）。

34. 混悬液可以注射（   ）。

35. 每次注射剂量可达数百毫升（   ）。

[36～40题]

    A. 维生素C注射液　　　B. 葡萄糖注射液

    C. 两者均是　　　　　　D. 两者均不是

36. 可用流通蒸汽灭菌法灭菌（   ）。

37. 必须用热压灭菌法灭菌（   ）。

38. 灌封时须通惰性气体（   ）。

39. 不许加抑菌剂（   ）。

40. 必须在A级洁净区中灌封（   ）。

[41～45题]

    A. 家兔试验法　　　　　B. 鲎试剂法

    C. 两者均是　　　　　　D. 两者均不是

41. 《中国药典》规定的热原检查法（   ）。

42. 氯化钠输液药典规定的热原检查法（   ）。

43. 氯霉素滴眼剂质检（   ）。

44. 对革兰阴性菌以外的内毒素不敏感（   ）。

45. 放射性药物的注射剂检查热原宜采用（   ）。

[46～50题]

　　A. 无菌操作法　　　B. 滤过除菌法　　　C. 两者均是　　　D. 两者均不是

46. 适宜于不耐热注射剂制备的是（　　）。

47. 除去活的或死的微生物（　　）。

48. 能保持操作对象原有无菌度（　　）。

49. 所制备的注射剂需加抑菌剂（　　）。

50. 冻干粉针制备（　　）。

（四）多项选择题

1. 对灭菌法的叙述，正确的是（　　）。

　　A. 灭菌法的选择是以既要杀死或除去微生物又要保证制剂的质量为目的

　　B. 灭菌法是指杀灭或除去物料中所有微生物的方法

　　C. 热压灭菌法灭菌效果可靠，应用广泛

　　D. 热压灭菌法适用于各类制剂的灭菌

2. 使用热压灭菌柜应注意（　　）。

　　A. 使用饱和水蒸气

　　B. 排尽柜内空气

　　C. 待柜内压力与外界压力相等时，再打开柜门

　　D. 灭菌时间应从全部药液达到灭菌温度时算起

3. 属于深层截留的滤过介质是（　　）。

　　A. 微孔滤膜　　　B. 砂滤棒　　　　　C. 钛滤器　　　　　D. 垂熔玻璃

4. 注射液除菌过滤可采用（　　）。

　　A. 细号砂滤棒　　　　　　　　B. 6 号垂熔玻璃滤器

　　C. 0.22μm 微孔滤膜　　　　　D. 钛滤器

5. 关于注射剂特点的叙述，正确的是（　　）。

　　A. 无吸收过程或吸收过程很短　　　B. 无首过效应

　　C. 可以发挥局部定位作用　　　　　D. 与固体制剂相比稳定性好

6. 注射剂安瓿的材质要求是（　　）。

　　A. 足够的物理强度　　　　　　　B. 具有较高的熔点

　　C. 具有低的膨胀系数　　　　　　D. 具有高的化学稳定性

7. 热原的化学组成为（　　）。

　　A. 淀粉　　　B. 脂多糖　　　　　C. 蛋白质　　　　　D. 磷脂

8. 热原污染的途径是（　　）。

　　A. 原料　　　B. 制备过程　　　　C. 灭菌过程　　　　D. 溶剂

9. 去除器具中热原的方法是（　　）。

　　A. 吸附法　　　B. 离子交换法　　　C. 高温法　　　　　D. 酸碱法

10. 除去药液中热原的方法有（　　）。

　　A. 吸附法　　　B. 离子交换法　　　C. 高温法　　　　　D. 凝胶过滤法

11. 制备注射用水的方法有（　　　）。

    A. 离子交换法　B. 重蒸馏法　　　　C. 反渗透法　　　　　D. 凝胶过滤法

12. 注射用水可用于（　　　）。

    A. 清洗安瓿　　B. 配制注射液　　　C. 溶解粉针　　　　　D. 稀释注射液

13. 关于反渗透法制备注射用水的说法，正确的有（　　　）。

    A.《美国药典》已收载此法为制备注射用水的法定方法

    B. 反渗透法可除去热原

    C. 一级反渗透装置除去氯离子的能力可达到药典的要求

    D. 与蒸馏法相比反渗透法的优点是设备简单、节省能源和冷却水

14. 生产注射剂时常加入适量活性炭，其作用是（　　　）。

    A. 吸附热原　　B. 脱色　　　　　　C. 助滤　　　　　　　D. 提高澄明度

15. 可以加入抑菌剂的制剂为（　　　）。

    A. 普通滴眼剂　B. 多剂量注射剂　　C. 静脉注射剂　　　　D. 手术用滴眼剂

16. 延缓主药氧化的附加剂有（　　　）。

    A. 等渗调节剂　　　　　　　　　　B. 抗氧剂

    C. 惰性气体　　　　　　　　　　　D. 金属离子络合剂

17. 注射液机械灌封中，可能出现的质量问题是（　　　）。

    A. 药液蒸发　　B. 鼓泡　　　　　　C. 焦头　　　　　　　D. 装量不正确

18. 注射剂的药液配好后的半成品检查包括（　　　）。

    A. 澄明度　　　B. 含量　　　　　　C. pH　　　　　　　　D. 热原

19. 注射剂配制时，要求（　　　）。

    A. 注射用油用前应经热压灭菌

    B. 配制方法有浓配法和稀配法，易产生澄明度问题的原料应采用稀配法

    C. 对于不易滤清的药液，可加活性炭起吸附和助滤作用

    D. 所用原料必须用注射用规格，辅料应符合药典规定的药用标准

20. 有关注射剂灭菌的叙述中，错误的是（　　　）。

    A. 灌封后的注射剂必须在 12h 内进行灭菌

    B. 滤过除菌法是注射剂生产中最常用的灭菌方法

    C. 微生物在中性溶液中耐热性最大，碱性溶液中次之，酸性溶液中最小

    D. 在达到灭菌完全的前提下，可适当降低灭菌的温度和缩短灭菌的时间

21. 输液剂与小容量注射剂相比，质量要求更为严格且在生产中易出现问题的是
（　　　）。

    A. 无菌　　　　B. 无热原　　　　　C. 澄明度　　　　　　D. 渗透压

22. 营养输液包括（　　　）。

    A. 葡萄糖注射剂　　　　　　　　　B. 氨基酸注射液

    C. 静脉脂肪乳　　　　　　　　　　D. 右旋糖酐注射剂

23. 输液中微粒的污染途径有（　　　）。

    A. 操作环境洁净度不够　　　　　　B. 橡胶塞与输液瓶质量不好

C. 原辅料质量存在问题   D. 医院输液操作不当

24. 关于输液灭菌的说法，正确的有（   ）。

    A. 灌封后必须在 12h 内进行灭菌

    B. 均应采用热压灭菌

    C. 输液从药液配制至灭菌一般在 4h 内完成

    D. 输液中可加适量抑菌剂

25. 输液瓶的灌封包括（   ）等过程。

    A. 灌液   B. 衬垫薄膜   C. 塞胶塞   D. 轧压铝盖

26. 需制成粉针的药物是（   ）不稳定。

    A. 遇热   B. 遇水   C. 遇光   D. 遇氧气

27. 注射用冷冻干燥制品的特点是（   ）。

    A. 可避免药品因高热而分解变质

    B. 可随意选择溶剂以制备某种特殊药品

    C. 含水量低

    D. 所得产品质地疏松，加水后迅速溶解恢复药液原有特性

28. 无菌分装工艺中存在的问题包括（   ）。

    A. 吸潮变质   B. 装量差异

    C. 无菌度问题   D. 澄明度问题

29. 关于滴眼剂生产工艺的叙述，错误的是（   ）。

    A. 药物性质稳定者灌封后进行灭菌、质检和包装

    B. 主药不耐热的品种全部无菌操作法制备

    C. 用于眼部手术的滴眼剂必须加入抑菌剂，以保证无菌

    D. 塑料滴眼瓶用气体灭菌

30. 滴眼剂中必须检查的致病菌是（   ）。

    A. 绿脓杆菌   B. 真菌   C. 金黄色葡萄球菌 D. 霉菌

二、填空题

1. 灭菌效果的评价是以杀灭 _____ 为标准。对制剂产品的灭菌既要保证 _____ ，又要保证 _____ 。

2. 无菌检查法有 _____ 和 _____ 。

3. 物理灭菌法分为 _____ 、 _____ 、 _____ 、 _____ 。

4. 湿热灭菌法按灭菌条件不同分为 _____ 、 _____ 、 _____ 。

5. 注射剂的安瓿宜用 _____ 法灭菌，注射用油宜用 _____ 法灭菌，塑料滴眼瓶宜用 _____ 法灭菌，操作室空气宜用 _____ 法灭菌。

6. 滤器按滤过原理不同分为 _____ 和 _____ 两种。

7. 微孔滤膜应用于注射剂的精滤， _____ 者适用于注射液的澄清过滤； _____ 者适用于不耐热大分子药物的除菌过滤； _____ 者适用于一般注射液的除

菌过滤。

8. 过滤装置分为_____、_____、_____等。

9. 按 GMP 要求，洁净室的温度应为_____，湿度应为_____。

10. 制药用水按其使用范围不同而分为_____、_____、_____和_____。

11. 空气净化技术根据净化空气的流动情况不同分为_____和_____两种。

12. 注射剂按分散系统可分为_____、_____、_____、_____。

13. 制剂中的热原是微生物产生的一种_____，由_____、_____和_____组成，其中_____是致热的活性中心。

14. 注射用油应无异臭，无酸败味，色泽不得深于黄色_____号标准比色液；在10℃时保持澄明，皂化值应为_____，碘值应为_____，酸值不大于_____，并不得检出矿物油，含水量及杂质不得超过_____。

15. 注射用油的精制过程为_____、_____、_____、_____。

16. 安瓿的处理过程包括_____和_____两个过程。

17. 安瓿的洗涤方法一般有_____和_____两种。先用_____水粗洗，再用_____水精洗。洗涤时应用_____，其空化作用有利于安瓿的清洗洁净。

18. 注射剂生产中，中性药液选用_____安瓿，强碱性药液选用_____安瓿。

19. 配制注射液的方法有_____和_____。当原料质量不好时，宜用_____法配液。

20. 为防止易氧化药物注射剂的氧化，可加入_____、_____等附加剂，调节药液 pH 的_____，并在生产中通入_____等措施。

21. 输液按作用不同有_____、_____和_____三类。

22. 输液按分散系统不同有_____和_____两类。

23. 输液生产中主要存在的问题是_____、_____、_____。

24. 输液除要求澄明度检查外，还应检查不溶性微粒，药典规定检查_____ml以上的静脉滴注的注射液，除另有规定外，每毫升含_____ μm 以上的微粒不超过_____粒，含_____ μm 以上的微粒不超过____粒。

25. 制成注射用无菌粉末的药物特性是_____、_____。

26. 冷冻干燥时，升华程序有_____、_____两种，分别适用于_____和_____。

27. 冻干粉针存在的主要质量问题有_____、_____和_____。

28. 一般注射剂的 pH 要求为_____，注射用水的 pH 要求为_____，滴眼剂的 pH 要求为_____。

29. 注射液的 pH，应兼顾药物的_____性、_____性及对机体的_____性。

30. 注射剂生产时常应用活性炭，其作用有_____、_____、_____和_____。

31. 按 GMP 规定，注射用水须在_____℃以上保温循环下储存，储存时间不得超过_____。

三、问答题

1. 什么是灭菌法？药剂学上选择灭菌法的原则是什么？

2. 比较灭菌、消毒、抑菌、防腐、无菌的不同。

3. 灭菌的标准是什么？为什么？

4. 什么是物理灭菌法？可分为哪几类？

5. 湿热灭菌法分为哪几类？各有何应用特点？

6. 使用热压灭菌柜时应注意哪些事项？

7. 什么是无菌操作法？有何特点？

8. 什么是空气净化技术？简述层流洁净室的特点。

9. 什么是注射剂？应符合哪些质量要求？

10. 注射剂按分散系统可分为哪几类？举例说明。

11. 什么是热原？污染途径有哪些？有何特性？除去方法有哪些？

12. 简述细菌内毒素检查法（鲎试剂法）的原理。

13. 注射剂的溶剂有哪几类？质量标准如何？

14. 纯化水、注射用水、灭菌注射用水三者有何不同？各有何应用？如何制备？

15. 注射剂的附加剂有哪些？举例说明。

16. 写出安瓿注射剂的生产工艺流程。

17. 安瓿应符合哪些质量要求？安瓿按玻璃化学组成分为哪几类？说明各自的适用性。安瓿用前应如何处理？

18. 简述注射液的配制方法及各自适用性。

19. 注射液应怎样过滤？常用的滤器有哪几种？各有何性能特点？

20. 安瓿注射剂的灌封包括哪几个步骤？灌封时应注意哪些问题？

21. 什么是输液？可分为哪几类？举例说明。

22. 简述输液目前存在的质量问题、原因及解决方法。

23. 输液的内包装材料有哪些？应分别符合哪些质量要求？怎样清洁处理？

24. 输液在质量要求与制备工艺上与安瓿注射剂有何不同？

25. 葡萄糖输液易变色的原因是什么？如何解决？

26. 什么是粉针？哪些特性药物宜制成粉针？举例说明。

27. 粉针按制备方法分为哪几类？简述其工艺流程。各自存在的质量问题是什么？

28. 冷冻干燥制品的特点是什么？

29. 滴眼剂应符合哪些质量要求？常用的附加剂有哪些？举例说明。

30. 配制 2‰盐酸普鲁卡因注射液 150ml，需加多少氯化钠才能成为等渗溶液？（已知：1%盐酸普鲁卡因溶液的冰点降低度为 0.12，1%氯化钠溶液的冰点降低度为 0.58）

31. 处方：盐酸麻黄碱   5.0g

　　　　　　三氯叔丁醇　　1.25g

　　　　　　氯化钠　　　　适量

　　　　　　注射用水　　　加至 250ml

　　已知盐酸麻黄碱、三氯叔丁醇的氯化钠等渗当量分别为 0.28、0.24，问处方中需加多少克氯化钠才能调节成等渗液?

　　32. 盐酸肾上腺素注射液（pH 为 2.5～5.0）

　　处方：肾上腺素　　　　10g

　　　　　盐酸　　　　　　约 5.47ml

　　　　　氯化钠　　　　　88g

　　　　　亚硫酸钠　　　　2g

　　　　　EDTA-2Na　　　2g

　　　　　纯化水　　　　　加至 1000ml

（1）写出处方中各成分的作用。

（2）指出处方中错误之处，并加以改正。

（3）写出其制备流程。

第七章 散剂、颗粒剂与胶囊剂

本章学习提示

　　散剂、颗粒剂与胶囊剂是三种固体剂型，三种剂型在剂型的特点、处方组成、质量要求和质量控制等方面均有相同或相似之处，在生产工艺上，均以粉体学作为理论基础，通常包含有粉碎、过筛、混合（捏合）、干燥、制粒等基本单元操作，并存在着从散剂→颗粒剂→胶囊剂的递进关系。因此在学习时要注意对相关内容的比较，以便于理解和掌握。学习重点如下：

　　1. 粉体的概念、基本性质及其与制剂质量的关系。

　　2. 粉碎、过筛、混合（捏合）、干燥几个基本单元操作在制剂生产中的目的意义，各种操作方法和相关设备的特点、适用性、操作要点，并能合理地运用到各类剂型的生产中。

　　3. 散剂既可作为剂型直接使用，也是制备其他固体剂型的基础；由于分散度大，使其具备了其他固体剂型所没有的特点；散剂生产过程中主要运用到粉碎、过筛、混合和分剂量的操作，相应生产环节中，对散剂中药物细度、混合均匀度、环境湿度及分剂量准确性的控制是保证散剂质量的关键；对特殊散剂的生产，如小剂量药物散剂、含液体成分的散剂、含共熔成分的散剂、眼用散剂等，会运用正确方法处理相关的问题。

　　4. 颗粒剂既可直接药用，同时也是胶囊剂和片剂的制备基础，生产工艺上运用到粉碎、过筛、混合和制粒的操作；由于其特殊的用法（分散于水中后口服）使其具有速效的特点。

　　5. 胶囊剂是在散剂和颗粒剂基础上进一步加工而成的固体剂型，由于在剂型组成上多了胶壳（或胶皮），相比于散剂、颗粒剂有更多的优点，但胶囊剂对药物有一定的限制，要理解一些药物与胶壳（或胶皮）不相容的原理，会判断不适宜制成胶囊剂的药物；不同类型的胶囊剂制备方法与工艺不同，对于硬胶囊，应熟悉空胶囊的处方组成、规格及选用，囊心物的形式和制备，填充的操作方法。对于软胶囊，应熟悉滴制法和压制法的原理和操作要点。对于肠溶胶囊，应熟悉其适用的情况，肠溶性的处理方法。

一、选择题

（一）单项选择题

1. 有关粉体粒子的叙述，错误的是（　　）。

A. 粉体粒子一般是指数纳米至数毫米大小的粒子

B. 小于 $100\mu m$ 的常称为"粉"，大于 $100\mu m$ 的常称为"粒"

C. "粉"的流动性较好，"粒"的流动性较差

D. 粉体的性质会影响制剂的成型和应用效果

2. 关于粉体流动性的叙述，正确的是（　　）。

A. 休止角是衡量粉体流动性的唯一指标

B. 休止角越大，流动性越好

C. 粉体粒度越小，流动性越差

D. 粉体流动性随吸湿量增大而增大

3. 非粉碎目的的是（　　）。

A. 提高难溶性药物的溶出度　　　　B. 有利于混合

C. 有助于提取药材中的有效成分　　D. 便于提高药物稳定性

4. 树脂、树胶等药物宜用（　　）粉碎。

A. 干法粉碎　　　B. 湿法粉碎　　　C. 低温粉碎　　　D. 高温粉碎

5. 坚硬、难溶性药物欲得极细粉，宜采用的粉碎方法是（　　）。

A. 干法粉碎　　　B. 低温粉碎　　　C. 水飞法　　　D. 加液研磨法

6. 固体物料粉碎前粒径与粉碎后粒径的比值称为（　　）。

A. 混合度　　　B. 粉碎度　　　C. 脆碎度　　　D. 崩解度

7. 欲无菌粉碎，宜采用的粉碎器械是（　　）。

A. 万能粉碎机　　B. 球磨机　　　C. 胶体磨　　　D. 均可

8. 樟脑、冰片、薄荷脑等受力易变形的药物宜采用的粉碎方法是（　　）。

A. 干法粉碎　　　B. 加液研磨法　　C. 水飞法　　　D. 均不可

9. 对于混合粉碎的物料，要求（　　）相似。

A. 颗粒大小　　　B. 密度　　　　C. 质地　　　　D. 溶解度

10. 下列关于粉碎的叙述，错误的是（　　）。

A. 干法粉碎就是使物料处于干燥状态下进行粉碎的操作

B. 湿法粉碎可以避免粉尘飞扬，但会使能量消耗增加

C. 湿法粉碎是指药物中加入适当水或其他液体进行研磨粉碎的方法

D. 湿法粉碎的液体选择以药物遇湿不膨胀、两者不起变化、不妨碍药效为
原则

11. 下列关于球磨机的叙述，错误的是（　　）。

A. 是以研磨和冲击为主的粉碎机械

B. 可用于干法粉碎和湿法粉碎

C. 不能用于无菌粉碎

D. 球磨机的粉碎效果与其转速、球与物料的装量、球的大小与重量等有关

12. 球磨机的合适转速为（　　）。

A. 转速越大越好　　　　　　　　　B. 转速越小越好

C. 临界转速　　　　　　　　　　　D. 临界转速的 $60\%\sim85\%$

13. 下列关于粉碎方法的叙述，错误的是（　　　）。

    A. 处方中某些药物的性质和硬度相似，可以进行混合粉碎

    B. 混合粉碎可以避免一些黏性药物单独粉碎的困难

    C. 混合粉碎可以使粉碎和混合操作结合进行，节省工时

    D. 含脂肪油较多的药物不宜混合粉碎

14. 下列关于粉碎器械的表述，错误的为（　　　）。

    A. 球磨机粉碎可以减少粉尘污染

    B. 流能磨不适合于热敏性药物的粉碎

    C. 万能粉碎机对物料的粉碎力主要是冲击力

    D. 研钵适用于粉碎量少的贵重药物

15. 常用于混悬剂与乳剂等分散系粉碎的机械为（　　　）。

    A. 球磨机   B. 胶体磨

    C. 气流粉碎机   D. 冲击式粉碎机

16. 适用于热敏性物料和低熔点物料粉碎的机械为（　　　）。

    A. 球磨机   B. 胶体磨

    C. 气流粉碎机   D. 冲击式粉碎机

17. 《中国药典》将药筛分成（　　　）种筛号。

    A. 六   B. 七   C. 八   D. 九

18. 药筛筛孔的"目"数，习惯上是指（　　　）。

    A. 每厘米长度上筛孔数目   B. 每平方厘米面积上筛孔数目

    C. 每英寸长度上筛孔数目   D. 每平方英寸面积上筛孔数目

19. 《中国药典》将粉末分为（　　　）等。

    A. 五   B. 六   C. 七   D. 八

20. 对固体剂型的表述，错误的是（　　　）。

    A. 药物从颗粒中的溶出速率小于药物从细粉中的溶出速率

    B. 固体剂型的吸收速率比溶液剂慢

    C. 固体制剂在体内要经过崩解、溶出后才能被吸收

    D. 固体剂型药物的溶出方程为 $dc/dt = KS(c - c_s)$

21. 固体制剂中药物的溶出速率主要受（　　　）控制。

    A. 药物溶解度   B. 硬度   C. 崩解速率   D. 吸收速率

22. 当处方中各组分的比例量相差悬殊时，混合时宜采用（　　　）。

    A. 过筛混合   B. 搅拌混合   C. 等量递加法   D. 加液研磨法

23. 对干燥物料混合效果最好的器械是（　　　）。

    A. 槽形混合机   B. 球磨机   C. 多维混合机   D. V 形混合筒

24. 属于流化干燥技术的是（　　　）。

    A. 真空干燥   B. 冷冻干燥   C. 沸腾干燥   D. 微波干燥

25. 利用水的升华原理而干燥的方法称为（　　　）。

    A. 冷冻干燥   B. 红外干燥   C. 流化干燥   D. 喷雾干燥

26. 关于散剂的叙述，正确的是（　　）。
    A. 剂量大的药物不宜制成散剂　　　B. 含液体组分的处方不能制成散剂
    C. 吸湿性的药物不能制成散剂　　　D. 毒剧药物不能制成散剂

27. 关于散剂特点的叙述，错误的是（　　）。
    A. 比表面积大，易分散、起效快
    B. 制备简单，可容纳多种药物
    C. 外用覆盖面大，但不具保护、收敛作用
    D. 便于小儿服用

28. 散剂的制备过程为（　　）。
    A. 粉碎→过筛→混合→分剂量→质量检查→包装
    B. 粉碎→混合→过筛→分剂量→质量检查→包装
    C. 粉碎→混合→分剂量→质量检查→包装
    D. 粉碎→过筛→分剂量→质量检查→包装

29. 不符合散剂制备一般规律的是（　　）。
    A. 组分重量差异大者，应采用等量递加混合法
    B. 毒剧药需要预先添加乳糖、淀粉等稀释剂制成倍散，增加容量，便于称量
    C. 组分堆密度差异大者，将堆密度大者先放入混合器中，再加堆密度小者
    D. 吸湿性强的药物，宜在干燥环境中混合

30. 关于颗粒剂的叙述，错误的是（　　）。
    A. 专供内服的颗粒状制剂
    B. 颗粒剂可包衣或制成缓释制剂
    C. 可适当添加芳香剂、矫味剂等调节口感
    D. 只能用水冲服，不能直接吞服

31. 颗粒剂的工艺流程为（　　）。
    A. 粉碎→过筛→混合→制软材→制粒→分级→分剂量→包装
    B. 粉碎→过筛→混合→制软材→制粒→干燥→整粒→分剂量→包装
    C. 粉碎→过筛→混合→分剂量→包装
    D. 粉碎→混合→制软材→制粒→干燥→整粒→分级→包装

32. 颗粒剂贮存的关键为（　　）。
    A. 防潮　　　　B. 防热　　　　C. 防冻　　　　D. 防虫

33. 颗粒剂中，不能通过一号筛和能通过五号筛的粉末总和不得超过供试量的
（　　）。
    A. 5%　　　　B. 8%　　　　C. 10%　　　　D. 15%

34. 最宜制成胶囊剂的药物为（　　）。
    A. 风化性药物　　　　　　　　　B. 具苦味及臭味药物
    C. 吸湿性药物　　　　　　　　　D. 易溶性刺激性药物

35. 下列关于胶囊剂的叙述，错误的是（　　）。
    A. 可掩盖药物不良臭味　　　　　B. 可提高药物稳定性

C. 可改善制剂外观   D. 生物利用度比散剂高

36. 易风化药物装入硬胶囊时，易使胶囊（　　　）。

    A. 变形   B. 变色   C. 变脆   D. 变性

37. 不宜制成胶囊剂的是（　　　）药物。

    A. 酸性液体   B. 难溶性   C. 贵重   D. 小剂量

38. 生物利用度最好的硬胶囊囊心物是（　　　）。

    A. 粉末   B. 颗粒   C. 微丸   D. 微囊

39. 软胶囊剂又称为（　　　）。

    A. 滴丸   B. 微囊   C. 微丸   D. 胶丸

40. 软胶囊的胶皮处方中，增塑剂：明胶：水适宜的重量比为（　　　）。

    A. 1∶1∶1   B. 1∶(0.4～0.6)∶1

    C. (0.4～0.6)∶1∶1   D. 1∶1∶(0.4～0.6)

41. 空胶囊的主要原料为（　　　）。

    A. 淀粉   B. 蔗糖   C. 糊精   D. 明胶

42. 空胶囊的规格有（　　　）种。

    A. 5   B. 6   C. 7   D. 8

43. 空胶囊制备的流程为（　　　）。

    A. 溶胶→蘸胶→干燥→拔壳→切割→整理

    B. 溶胶→蘸胶→干燥→拔壳→整理

    C. 溶胶→蘸胶→拔壳→切割→干燥→整理

    D. 溶胶→干燥→蘸胶→拔壳→切割→整理

44. 有关胶囊剂的叙述，错误的是（　　　）。

    A. 液体药物不能制成胶囊剂   B. 胶囊剂可以掩盖药物不良臭味

    C. 可改变药物的释放速率或部位   D. 可以提高药物稳定性

45. 胶囊剂按外形结构可分为（　　　）。

    A. 硬胶囊、软胶囊、肠溶胶囊   B. 硬胶囊、软胶囊、直肠胶囊

    C. 硬胶囊、软胶囊   D. 硬胶囊、软胶囊、缓释胶囊

46. 制备肠溶胶囊时，用甲醛处理的目的是（　　　）。

    A. 杀灭微生物   B. 增加弹性   C. 改变溶解性   D. 增加稳定性

47. 硬胶囊剂制备工艺不包括（　　　）。

    A. 空胶囊制备   B. 填充物料的制备

    C. 胶皮制备   D. 封口、抛光

48. 下列可作为软胶囊囊心物的是（　　　）。

    A. 药物的水溶液   B. 药物的水混悬液

    C. O/W 型乳剂   D. 药物的油溶液

49. 胶囊剂与片剂最主要的不同在于（　　　）。

    A. 可以掩盖药物的不良臭味   B. 药物的生物利用度高

    C. 可以提高药物稳定性   D. 可以定位定时释放药物

50. 制备无缝胶丸的方法是（　　　）。

    A. 压制法　　　　B. 滴制法　　　　　　C. 热熔法　　　　　　D. 搓捏法

51. 不是滴制法制备软胶囊成型的影响因素是（　　　）。

    A. 药物的性质　　　　　　　　　　B. 胶液、药液的温度

    C. 滴头大小和滴制速率　　　　　　D. 药液、胶液及冷却液的密度

52. 《中国药典》规定，硬胶囊剂的崩解时限为（　　　）min。

    A. 15　　　　　　B. 30　　　　　　C. 45　　　　　　D. 60

53. 当胶囊剂囊心物的平均装量为 0.4g 时，其装量差异限度为（　　　）。

    A. ±10.0%　　B. ±7.5%　　　C. ±5.0%　　　D. ±2.0%

54. 已检查溶出度的胶囊剂，不必再检查（　　　）。

    A. 硬度　　　　B. 脆碎度　　　　C. 崩解度　　　　　D. 重量差异

55. 胶囊剂不检查的项目是（　　　）。

    A. 装量差异　　　B. 硬度　　　　C. 水分　　　　　D. 崩解时限

（二）配伍选择题

［1～5题］

    A. 微粉的比表面积　　　B. 微粉堆密度　　　C. 微粉流动性

    D. 微粉孔隙率　　　　E. 微粉真密度

1. 一般以休止角或流动速率来反映的是（　　　）。

2. 微粉内孔隙和微粉间孔隙所占容积与微粉总容积比为（　　　）。

3. 微粉重量除以除去微粉本身孔隙及粒子间孔隙占有的体积后的微粉体积（　　　）。

4. 单位容积微粉的质量为（　　　）。

5. 单位重量微粉所具有的表面积为（　　　）。

［6～10题］

    A. 沸腾干燥　　　B. 冷冻干燥　　　C. 喷雾干燥　　　D. 微波干燥

    E. 常压干燥

6. 青霉素类药物的干燥采用（　　　）。

7. 湿颗粒状物料的动态干燥采用（　　　）。

8. 液体药物直接得到粉末的干燥方法是（　　　）。

9. 利用水分子强烈摩擦生热原理的干燥方法是（　　　）。

10. 干燥时温度高且效率较低的是（　　　）。

［11～15题］

    A. 二号筛　　　B. 四号筛　　　C. 六号筛　　　D. 七号筛　　　E. 九号筛

11. 内服散剂过（　　　）。

12. 外用散剂过（　　　）。

13. 眼用散剂过（　　　）。

14. 儿科用散剂过（　　　）。

15. 煮散剂过（   ）。

[16～20题]

    A. 增塑剂   B. 增加胶液胶冻力   C. 防腐剂   D. 避光剂
    E. 着色剂

16. 甘油（   ）。

17. 二氧化钛（   ）。

18. 琼脂（   ）。

19. 胭脂红（   ）。

20. 尼泊金酯类（   ）。

（三）比较选择题

[1～5题]

    A. 沸腾干燥器   B. 箱式干燥器   C. 两者均可   D. 两者均不可

1. 用于颗粒状物料干燥（   ）。

2. 用于液状物料瞬间干燥（   ）。

3. 属于动态干燥方法（   ）。

4. 属于静态干燥方法（   ）。

5. 用于制备颗粒（   ）。

[6～10题]

    A. 散剂   B. 胶囊剂   C. 二者均是   D. 二者均不是

6. 无需崩解成颗粒，吸收在固体剂型中最快的是（   ）。

7. 有多种给药途径的是（   ）。

8. 可制成肠溶制剂的是（   ）。

9. 质量检查中有水分要求的是（   ）。

10. 在制备过程中需用加压设备的是（   ）。

[11～15题]

    A. 滴制法   B. 压制法   C. 二者均是   D. 二者均不是

11. 胶丸的制备方法（   ）。

12. 有缝胶丸的制法（   ）。

13. 无缝胶丸的制法（   ）。

14. 硬胶囊剂的制法（   ）。

15. 微囊的制法（   ）。

（四）多项选择题

1. 粉体的基本性质包括（   ）。

    A. 粒子大小   B. 溶解性   C. 密度与孔隙率   D. 流动性

2. 可表示粉体流动性大小的是（   ）。

    A. 休止角   B. 流速   C. 内摩擦系数   D. 粒径大小

3. 粒子的大小会影响制剂的（　　　）。

    A. 释药速率　　　　B. 刺激性　　　　　　C. 稳定性　　　　　　D. 色泽、味道

4. 球磨机适宜粉碎（　　　）药物。

    A. 毒性　　　　　　B. 无菌　　　　　　　C. 脆性　　　　　　　D. 韧性

5. 粉碎的目的是（　　　）。

    A. 增加药物的表面积

    B. 利于制剂

    C. 利于提高药物在制剂中的分散均匀性

    D. 利于药材中成分溶出

6. 湿法粉碎的优点是（　　　）。

    A. 防止粉末飞扬、减少损失

    B. 加入液体对物料有一定渗透力和降低分子间作用力而提高粉碎效率

    C. 便于劳动保护

    D. 有利于提高药物稳定性

7. 关于药筛的叙述，错误的是（　　　）。

    A. 工业用标准筛常以"目数"表示筛号

    B. 筛目越大，筛的孔径越小

    C. 每厘米长度上的筛孔数表示为"目数"

    D. 筛孔大小与筛线直径无关

8. 关于流能磨的叙述，正确的是（　　　）。

    A. 为非机械能粉碎　　　　　　　B. 适合于超微粉碎

    C. 粉碎时具冷效应　　　　　　　D. 适合于无菌粉碎

9. 适用于流能磨进行粉碎的药物是（　　　）。

    A. 抗生素　　　　　B. 酶类　　　　　　　C. 植物药　　　　　　D. 低熔点药物

10. 关于粉碎度的描述，正确的是（　　　）。

    A. 粉碎度用 n 来表示，即 $n = d_{粉碎前}/d_{粉碎后}$

    B. 粉碎度用 n 来表示，即 $n = d_{粉碎后}/d_{粉碎前}$

    C. 粉碎度越大，粉碎后的粒径越小

    D. 粉碎度相同的不同物料，其粒度一定相同

11. 宜单独粉碎的药物是（　　　）。

    A. 具氧化性　　　B. 具还原性　　　　C. 贵重　　　　　　　D. 毒剧

12. 与过筛效率有关的因素是（　　　）。

    A. 药物的带电性　　　　　　　　B. 药物粒子的形状

    C. 药粉的色泽　　　　　　　　　D. 粉层厚度和干燥程度

13. 影响混合效果的因素有（　　　）。

    A. 处方药物的比例量　　　　　　B. 处方药物的密度差异

    C. 混合时间　　　　　　　　　　D. 混合方法

14. 有关混合的叙述，正确的是（　　　）。

A. 混合是保证制剂中各组分的含量均匀

B. 混合方法有搅拌混合、研磨混合、过筛混合

C. 混合时间越长，混合效果越好

D. 组成比例相似者易于混合均匀

15. 关于干燥的叙述，正确的是（　　）。

　　A. 温度越高越好　　　　　　　B. 空气的湿度越小越好

　　C. 干燥压力越小越好　　　　　D. 干燥面积越大越好

16. 关于沸腾干燥的叙述，正确的是（　　）。

　　A. 用于液态物料的干燥　　　　B. 用于湿粒状物料的干燥

　　C. 产品流动性好　　　　　　　D. 干燥速率快，但不易清场

17. 喷雾干燥法的特点是（　　）。

　　A. 适用于热敏性物料　　　　　B. 可得粉状或粒状制品

　　C. 制品松脆溶解性好　　　　　D. 是瞬间干燥

18. 与药物颗粒的平均直径成反比的是（　　）。

　　A. 粉碎度　　　　B. 溶解速率　　　　C. 崩解度　　　　D. 沉降速率

19. 影响溶出速率的因素有（　　）。

　　A. 粒径　　　　B. 溶解度　　　　C. 溶出介质体积　　　D. 扩散系数

20. 关于散剂特点的叙述，正确的是（　　）。

　　A. 化学稳定性较其他固体剂型差

　　B. 制法简便

　　C. 剂量可随症增减

　　D. 剂量大不易服用

21. 关于散剂的叙述，正确的是（　　）。

　　A. 散剂包装与贮存的重点是防潮

　　B. 药物的 CRH 越小，越不易吸潮

　　C. 为防止吸潮，散剂生产环境的相对湿度应控制在药物的 CRH 值以下

　　D. 为减少吸潮，应选择 CRH 大的辅料

22. 散剂的质量检查项目包括（　　）。

　　A. 外观均匀度　　B. 粒度　　　　　C. 干燥失重　　　D. 装量差异

23. 颗粒剂与散剂比较，具有（　　）等特点。

　　A. 保持了液体药剂起效快的特点

　　B. 分剂量比散剂容易

　　C. 可加入适宜矫味剂掩盖药物的不良臭味

　　D. 复方制剂易分层

24. 颗粒剂按溶解性常分为（　　）。

　　A. 可溶性颗粒剂　　　　　　　B. 混悬性颗粒剂

　　C. 乳浊性颗粒剂　　　　　　　D. 泡腾颗粒剂

25. 颗粒剂的质量检查项目包括（　　）。

A. 溶化性　　　B. 粒度　　　　C. 干燥失重　　　D. 装量差异

26. 硬胶囊的囊心物通常有（　　）。

　　A. 粉末　　　　B. 颗粒　　　　C. 微丸　　　　D. 微囊

27. 软胶囊的胶皮处方组成包括（　　）。

　　A. 明胶　　　　B. 甘油　　　　C. 水　　　　D. 乙醇

28. 胶囊剂按形态及应用特点分为（　　）。

　　A. 硬胶囊　　　B. 软胶囊　　　C. 肠溶胶囊　　D. 控释胶囊

29. 下列不宜制成胶囊剂的是（　　）。

　　A. 药物的水溶液或稀乙醇溶液

　　B. 易溶性和刺激性强的药物

　　C. 易风化或易潮解的药物

　　D. 药物油溶液

30. 用滴制法制备软胶囊的关键在于（　　）。

　　A. 控制好明胶、甘油、水三者的比例

　　B. 控制好滴制的速度

　　C. 注意药液、胶液及冷却液三者的密度

　　D. 控制好胶液、药液、冷却液的温度

31. 软胶囊可用（　　）制备。

　　A. 滴制法　　　　　　　　B. 压制法

　　C. 喷雾干燥法　　　　　　D. 流化干燥法

32. 软胶囊的囊心物可以是（　　）。

　　A. 油溶液　　　　　　　　B. 水溶液

　　C. 以 PEG 为分散介质的溶液　　D. 油混悬液

33. 肠溶胶囊的一般制备方法有（　　）。

　　A. 甲醛浸渍法

　　B. 把普通硬胶囊外壳涂上 CAP

　　C. 把溶解好的肠溶材料直接加到明胶液中，然后加工制成肠溶空胶囊

　　D. 把普通硬胶囊外壳涂上 PEG

34. 关于胶囊剂质量检查的表述，正确的是（　　）。

　　A. 软胶囊的崩解时限为 1h

　　B. 肠溶胶囊在人工肠液中的崩解时限为 1h

　　C. 硬胶囊的崩解时限为 0.5h

　　D. 平均装量为 0.4g 的胶囊，其装量差异限度为 ±10%

35. 关于硬胶囊壳的叙述，正确的是（　　）。

　　A. 成囊材料是明胶

　　B. 加入山梨醇作抑菌剂

　　C. 加入甘油作增塑剂

　　D. 加入二氧化钛使囊壳易于识别

二、填空题

1. 粉末的流动性常用_____和_____表示。
2. 改善粉末流动性的方法有：_____、_____、_____、_____。
3. 粉碎过程是利用_____破坏_____的过程。
4. 质地坚硬的物料欲得极细粉时宜采用_____法粉碎；受力易变形的物料宜采用_____法粉碎；遇热易熔化、软化的物料宜用_____法粉碎。
5. 《中国药典》将粉末分成_____等，粒度最大的称_____，最小的称_____；将药筛分成_____号，筛孔最大的是_____号筛，最小的是_____号筛。
6. 常用的混合方法有：_____、_____、_____。
7. 当组分的密度相差悬殊时，宜先加_____的组分，再加_____的组分；当组分的比例量相差悬殊时，宜采用_____法混合。
8. 物料中的水分按能否除去分为_____、_____。
9. 散剂按处方组成可分为_____、_____两类。
10. 毒剧药物制成散剂时，必须加入_____，制成_____。
11. 散剂的分剂量方法有：_____、_____、_____。毒剧药散剂分剂量宜用_____。
12. _____值可作为散剂吸湿性大小的指标。其值越大，则越_____吸湿。
13. 按溶解性能不同，颗粒剂分为_____、_____和_____三类。
14. 硬胶囊的囊心物有_____、_____、_____三种，生物利用度最好的是_____。
15. 软胶囊的囊壁是明胶：增塑剂：水＝_____：_____：_____。增塑剂用量过高，则囊壁过_____；增塑剂用量过低，则囊壁过_____。
16. 空胶囊有_____种规格，随号数由小到大，容积由_____到_____。
17. 软胶囊又称_____，其制法有：_____法和_____法。

三、问答题

1. 名词解释：粉碎、过筛、混合、水飞法、筛目、等量递加法、流化干燥、平衡水分、散剂、颗粒剂、胶囊剂、低共熔、增塑剂。
2. 粉碎有何目的意义？
3. 常用的粉碎方法有哪些？各有何特点？
4. 过筛的目的是什么？简述药筛的种类和规格。
5. 混合的目的是什么？影响混合的因素有哪些？
6. 影响干燥的因素有哪些？
7. 常用的干燥方法有哪些？各自特点及适用性是什么？

8. 试用 Noyes-Whitney 方程分析固体制剂中药物溶出速率的影响因素，如何改善固体制剂中药物的溶出？

9. 对于易于吸湿的药物制备散剂时，可采取哪些措施防止其吸湿？

10. 硫酸阿托品散处方：

硫酸阿托品	1.00g
1‰ 胭脂红乳糖	0.5g
乳糖	998.5g

（1）该处方各成分有何作用？

（2）本散剂宜采用何法混合？为什么？

11. 简述颗粒剂的一般生产工艺流程。

12. 简述胶囊剂的特点，不宜制成胶囊剂的药物有哪些？为什么？

13. 简述空胶囊组成及作用。

14. 软胶囊常用制备方法有哪些？用滴制法制备软胶囊的关键是什么？

15. 速效感冒胶囊处方：

对乙酰氨基酚	300g
维生素 C	100g
猪胆汁粉	100g
咖啡因	3g
扑尔敏	3g
10％淀粉浆	适量
食用色素	适量
共制成硬胶囊	1000 粒

制备方法：取上述各药物，分别粉碎，过 80 目筛；将 10％淀粉浆分成三份，分别加入不同的色素制成红、黄、白糊；将对乙酰氨基酚分成三份，一份与扑尔敏混匀后加入红糊，一份与猪胆汁粉、维生素 C 混匀后加入黄糊，一份与咖啡因混匀后加入白糊，分别制软材后，过 14 目尼龙筛制粒，于 70℃干燥至水分 3％以下；将上述三种颜色的颗粒混合均匀后，填入空胶囊，即得。

（1）试分析各成分在处方中的作用。

（2）为什么要将三种不同药物分别加色素制粒填充？

第八章　中药丸剂、滴丸与微丸

中药丸剂、滴丸与微丸同属丸剂，在作用特点、处方组成、生产工艺及质量评价上均有异同之处，学习时要注意相互比较。学习的重点如下：

1. 中药丸剂因辅料和药材处理上的不同有多种类型，在熟悉各种辅料的基础上，理解中药各类丸剂的特点，中药丸剂两种制备方法（塑制法和泛制法）的适用性、工艺过程、操作要点和质量控制。

2. 滴丸是药物和适宜的基质经熔融滴制而得，具有高效速效的作用特点；要理解其制备原理（固体分散技术），基质的性质与作用特点的关系，会正确选择滴制条件，能针对影响滴丸质量的因素控制滴丸的质量。

3. 微丸特指由药物与辅料制成的直径小于 2.5mm 的球状实体。一般填充入空胶囊中、袋装或压成片剂使用。微丸按作用特点不同有不同的类型（普通微丸、速释微丸和缓释微丸），根据不同类型微丸的作用要求，应会选用合适的辅料，选择适当的生产工艺与设备；并能根据微丸的质量要求对其质量进行评价。

一、选择题

（一）单项选择题

1. 蜜丸制备方法是（　　　）。
    A. 塑制法　　　　B. 泛制法　　　　　　C. 滴制法　　　　　　D. 凝聚法
2. 具有缓控释作用特点的是（　　　）。
    A. 微丸　　　　　B. 水丸　　　　　　　C. 浓缩丸　　　　　　D. 蜜丸
3. 下列有关滴丸的叙述，正确的是（　　　）。
    A. 用滴制法制成的球状制剂均称滴丸
    B. 用双层滴头的滴丸机制成的球形制剂称滴丸
    C. 滴丸可内服，也可外用
    D. 滴丸属速效剂型，不能发挥长效作用
4. 下列关于滴丸的说法，错误的是（　　　）。
    A. 常用的基质有水溶性与脂溶性两大类
    B. 使用水溶性基质时，应采用亲脂性的冷凝液
    C. 为提高生物利用度，应选用亲脂性基质
    D. 为控制滴丸的释药速率，可将其包衣

5. 滴丸基质应具备的条件，错误的是（　　　）。

　　A. 不与主药发生作用，不影响主药疗效

　　B. 在常温下保持固态

　　C. 基质在 60～100℃ 下能熔化，遇冷立即凝成固体

　　D. 基质与冷凝液互溶

6. 以水溶性强的基质制备滴丸时，应选用的冷凝液是（　　　）。

　　A. 水与乙醇的混合物　　　　　　　B. 乙醇与甘油的混合物

　　C. 液状石蜡与甘油的混合物　　　　D. 液状石蜡

7. 滴丸与胶丸的相同点是（　　　）。

　　A. 均为药物与基质混合而成　　　　B. 均可用滴制法制备

　　C. 均以明胶为主要囊材　　　　　　D. 无相同之处

8. 制备滴丸可选择的方法是（　　　）。

　　A. 滴制法　　　　B. 压制法　　　　C. 挤出滚圆法　　　D. 沸腾制粒法

9. 滴丸的工艺流程为（　　　）。

　　A. 药物和基质→混悬或熔融→滴制→冷却→洗丸→干燥→选丸→质检→分装

　　B. 药物→熔融→滴制→冷却→洗丸→干燥→选丸→质检→分装

　　C. 药物→混悬→滴制→冷却→洗丸→干燥→选丸→质检→分装

　　D. 药物和基质→混悬或熔融→滴制→洗丸→干燥→选丸→质检→分装

10. 关于微丸的特点，错误的是（　　　）。

　　A. 直径小于 2.5mm 的球形制剂

　　B. 可发挥速效和缓效作用

　　C. 可口服也可外用

　　D. 生物利用度高，为高效剂型

（二）配伍选择题

[1～5题]

　　A. 15min　　B. 30min　　C. 1h　　D. 2h　　E. 不作检查

1. 大蜜丸的溶散时限为（　　　）。

2. 水丸的溶散时限为（　　　）。

3. 普通滴丸的溶散时限为（　　　）。

4. 包衣滴丸的溶散时限为（　　　）。

5. 浓缩丸的溶散时限为（　　　）。

（三）比较选择题

[1～5题]

　　A. 滴制法　　B. 泛制法　　C. 二者均可　　D. 二者均不可

1. 起模采用（　　　）。

2. 制备大蜜丸用（　　　）。

3. 制备水丸用（　　　　）。

4. 制备胶丸用（　　　　）。

5. 制备微丸用（　　　　）。

（四）多项选择题

1. 中药传统丸剂的特点是（　　　　）。

  A. 作用缓和持久   B. 可掩盖药物不良臭味

  C. 可减少药物毒性和不良反应 D. 服用剂量小

2. 可以用泛制法制备的是（　　　　）。

  A. 水丸   B. 浓缩丸   C. 糊丸   D. 微丸

3. 滴丸剂的特点是（　　　　）。

  A. 生物利用度高，但只适用于小剂量药物

  B. 液体药物可制成固体滴丸剂

  C. 固体药物不能制成滴丸剂

  D. 生产车间无粉尘

4. 滴丸基质应具备的条件包括（　　　　）。

  A. 不与主药起反应   B. 对人无害

  C. 有适宜熔点   D. 水溶性强

5. 关于滴丸剂中冷凝液的选择原则是（　　　　）。

  A. 不与主药相混溶   B. 不与基质发生作用

  C. 不影响主药疗效   D. 有适当的密度和黏度

6. 以 PEG6000 为基质制备滴丸时，冷凝液可选择（　　　　）。

  A. 液体石蜡   B. 植物油

  C. 二甲硅油   D. 不同浓度的乙醇

7. 为保证滴丸圆整、丸重差异小，正确的是（　　　　）。

  A. 滴制时保持恒温   B. 滴制液静液压恒定

  C. 滴管口径合适   D. 及时冷凝

8. 制备滴丸的设备组成主要有（　　　　）。

  A. 滴管   B. 保温设备

  C. 冷却剂容器   D. 离心设备

9. 制备微丸的方法是（　　　　）。

  A. 沸腾制粒法   B. 喷雾制粒法

  C. 挤出滚圆法   D. 离心抛射法

10. 下列关于微丸剂的叙述，正确的为（　　　　）。

  A. 微丸在胃肠道的分布面积大，吸收较快

  B. 微丸可根据需要制成速效、缓释或控释制剂

  C. 微丸剂可以通过包衣的方法来掩盖药物的不良气味及提高稳定性

  D. 微丸可装入硬胶囊中服用

二、填空题

1. 中药丸剂在消化道内崩解 _____，吸收率 _____，故作用 _____、_____，多用于治疗 _____ 疾病。

2. 蜜丸的赋形剂为 _____，制备蜜丸时应根据药物 _____ 不同，将蜂蜜炼制成 _____、_____、_____ 三种备用。

3. 滴丸中赋以成型并影响其作用的处方成分是 _____，在滴制过程中促使其固化成型的辅料是 _____，二者应是 _____ 的关系。

4. 水丸的赋形剂可以是 _____、_____、_____、_____、_____ 等。

5. 中药丸剂的制备常用 _____ 法和 _____ 法；滴丸剂的制备只能采用 _____ 法；微丸的制备可采用 _____、_____、_____、_____、_____ 等多种方法。

三、问答题

1. 名词解释：水丸、浓缩丸、滴丸、微丸。
2. 为什么滴丸属于高效、速效剂型？
3. 简述影响滴丸剂成型、丸重差异的因素。
4. 简述微丸的特点。

第九章 片 剂

本章学习提示

　　片剂在临床上具有多种给药途径，而且药物品种繁多，是应用最广泛的固体剂型，也是药剂学中重点的学习内容。学习的重点如下：

　　1. 理解片剂的概念和特点，认识常用片剂的种类和特点。

　　2. 熟悉片剂的处方组成，理解各类辅料的作用、常用物质的应用特点，会根据药物的特性、应用要求和制备条件合理选用，会典型处方分析。

　　3. 理解片剂成型的原理，熟悉各类片剂制备方法的适用性和工艺过程，会根据药物的特性和制备条件合理选用，会运用湿法制粒压片工艺制备片剂，并能按片剂的质量要求控制半成品及成品的质量，分析和解决压片过程中的质量问题。

　　4. 理解片剂的包衣目的，包衣的种类（衣料）及其特点，包衣的方法和工艺，能解决包衣过程中的质量问题。

　　5. 理解片剂质量评价项目的含义和要求，熟悉常规的检查方法和仪器，能对片剂质量作正确的评价。

一、选择题

（一）单项选择题

1. 下列不是片剂优点的是（　　）。
   A. 剂量准确　　　B. 成本低　　　　　C. 生物利用度高　　D. 服用方便

2. 欲治疗咽喉部疾病，宜将药物制成（　　）。
   A. 口含片　　　　B. 咀嚼片　　　　　C. 舌下片　　　　　D. 泡腾片

3. 关于咀嚼片的叙述，错误的是（　　）。
   A. 治疗胃部疾病的药物如 $Al(OH)_3$ 宜制成咀嚼片以加速崩解，提高疗效
   B. 无崩解度要求
   C. 一般仅在胃肠道局部作用
   D. 较适用于小儿服用

4. 中药浸膏片常用的润湿剂或黏合剂是（　　）。
   A. 水　　　　　　B. 乙醇　　　　　　C. 淀粉浆　　　　　D. 胶浆

5. 为增加片剂的体积和重量，应加入（　　）。
   A. 稀释剂　　　　B. 崩解剂　　　　　C. 吸收剂　　　　　D. 润滑剂

6. 代乳糖的组成是（　　）。

A. 淀粉、糊精、蔗糖   B. 淀粉、糊精、果糖

C. 淀粉、糊精、葡萄糖   D. 蔗糖、果糖、葡萄糖

7. 代乳糖在片剂中可用作（　　　）。

    A. 稀释剂   B. 干燥黏合剂   C. 崩解剂   D. 润滑剂

8. 作泡腾崩解剂的是（　　　）。

    A. 淀粉   B. CMS-Na

    C. 枸橼酸与碳酸氢钠   D. PVPP

9. 润滑剂的作用不包括（　　　）。

    A. 增加颗粒的流动性   B. 促进片剂在胃中湿润

    C. 防止颗粒黏冲   D. 减少对冲头、冲模的磨损

10. 常作为粉末直接压片中的助流剂的是（　　　）。

    A. 淀粉   B. 糊精   C. 糖粉   D. 微粉硅胶

11. 羧甲基淀粉钠通常作片剂的（　　　）。

    A. 稀释剂   B. 崩解剂   C. 黏合剂   D. 抗黏着剂

12. 为启发或降低物料的黏性，宜用（　　）制软材。

    A. 稀释剂   B. 润湿剂   C. 吸收剂   D. 黏合剂

13. APC 片不能用的润滑剂是（　　　）。

    A. 硬脂酸镁   B. 微粉硅胶   C. 滑石粉   D. 均是

14. 下列辅料中，均可作为片剂崩解剂的是（　　　）。

    A. 干淀粉、L-HPC、CMC-Na   B. HPMC、PVP、L-HPC

    C. PVPP、HPC、CMS-Na   D. CCNa、PVPP、CMS-Na

15. 兼有稀释剂和干燥黏合剂作用的一组辅料是（　　　）。

    A. 乳糖、磷酸氢钙   B. 微晶纤维素、糊精

    C. CMC-Na、微粉硅胶   D. 淀粉、糊精

16. 最常用的纤维素类薄膜衣料是（　　）。

    A. HPMC   B. HPC

    C. PVP   D. 丙烯酸树脂Ⅳ号

17. 最常用的纤维素类肠溶衣料是（　　）。

    A. CAP   B. HPMCP

    C. 丙烯酸树脂Ⅱ号   D. 丙烯酸树脂Ⅳ号

18. 丙烯酸树脂Ⅲ号在片剂中的主要用途为（　　　）。

    A. 薄膜衣料   B. 增塑剂   C. 肠溶衣料   D. 糖衣料

19. 能延缓片剂中药物释放的辅料是（　　　）。

    A. 微晶纤维素   B. 乙基纤维素   C. 乳糖   D. CAP

20. 湿法制粒压片工艺中，主药和辅料一般要求是（　　）目的细粉。

    A. 80   B. 80～100   C. 100   D. 100～120

21. 某片剂的每片主药含量为 0.2g，测得干颗粒中主药的百分含量为 50%，则每片所需的颗粒量应为（　　　）。

A. 0.1g   B. 0.2g   C. 0.3g   D. 0.4g

22. 制粒压片的目的主要是改善主药的（ ）。
  A. 可压性和流动性   B. 崩解性和溶出性
  C. 防潮性和稳定性   D. 润滑性和抗黏着性

23. 不属于湿法制粒的方法是（ ）。
  A. 高速搅拌制粒   B. 滚压式制粒
  C. 流化沸腾制粒   D. 喷雾干燥制粒

24. 过筛制粒压片的工艺流程为（ ）。
  A. 原辅料→混合→制软材→制湿粒→干燥→整粒→混合→压片
  B. 原辅料→混合→制软材→制湿粒→干燥→混合→压片
  C. 原辅料→混合→制软材→制湿粒→干燥→整粒→压片
  D. 原辅料→混合→制湿粒→干燥→整粒→混合→压片

25. 有关湿法制粒的叙述中，错误的是（ ）。
  A. 软材要求"捏之成团，触之即裂"
  B. 按片重大小来选择制粒的筛网孔径大小
  C. 有色或黏性强的药物采用单次制粒为好
  D. 湿粒要求无长条、无块状

26. 受热易分解的小剂量药物片剂，不宜选用的压片方法是（ ）。
  A. 滚压法制粒压片   B. 空白颗粒压片
  C. 喷雾干燥制粒压片   D. 粉末直接压片

27. 压片机中直接实施压片的部分，并决定片剂大小、形状的是（ ）。
  A. 冲模 B. 调节器   C. 冲头   D. 饲料器

28. 单冲压片机调节片重的方法是（ ）。
  A. 调节上冲在模孔中下降的位置 B. 调节上冲在模孔中上升的高度
  C. 调节下冲在模孔中下降的位置 D. 调节下冲在模孔中上升的高度

29. 旋转压片机调节片剂硬度的方法是（ ）。
  A. 调节皮带轮旋转速度   B. 调节下压轮的位置
  C. 改变上压轮的直径   D. 调节加料斗的口径

30. 一步制粒机可完成的工序是（ ）。
  A. 粉碎→混合→制粒→干燥 B. 混合→制粒→干燥→整粒
  C. 混合→制粒→干燥→压片 D. 混合→制粒→干燥

31. 压片的工作过程包括（ ）。
  A. 混合→饲料→压片→出片 B. 混合→压片→出片
  C. 压片→出片   D. 饲料→压片→出片

32. 不是片剂包衣目的的是（ ）。
  A. 改善外观   B. 控制药物的释放速率
  C. 防止片剂碎裂   D. 掩盖药物的不良臭味

33. 最常用的包衣方法是（ ）。

A. 滚转包衣法　B. 流化包衣法　　　　C. 喷雾包衣法　　　　D. 干压包衣法

34. 包糖衣的生产工艺流程是（　　　）。

　　A. 隔离层→粉衣层→糖衣层→色衣层→打光

　　B. 粉衣层→隔离层→糖衣层→色衣层→打光

　　C. 隔离层→粉衣层→色衣层→糖衣层→打光

　　D. 隔离层→糖衣层→粉衣层→色衣层→打光

35. 薄膜包衣时，为避免有机溶剂的不良影响，可用（　　　）。

　　A. 水分散体技术　　　　　　　　B. 固体分散技术

　　C. 流化技术　　　　　　　　　　D. 微囊化技术

36. 关于肠溶片的叙述，错误的是（　　　）。

　　A. 胃内不稳定的药物可包肠溶衣

　　B. 强烈刺激胃的药物可包肠溶衣

　　C. 在胃内 2h 不崩解，而在肠中 1h 内必须崩解

　　D. 肠溶片可以直接吞服，必要时也可嚼碎服用

37. 颗粒在干燥过程中发生可溶性成分迁移，将造成片剂（　　　）。

　　A. 黏冲　　　　　　B. 花斑　　　　　C. 崩解迟缓　　　　D. 硬度过大

38. 克服松片现象，不可行的办法是（　　　）。

　　A. 选黏性较强的黏合剂重新制粒　　B. 控制适中的颗粒含水量

　　C. 增加细粉的含量　　　　　　　　D. 适当加大压力

39. 润滑剂用量不足会造成（　　　）。

　　A. 含量均匀度不合格　　　　　　　B. 黏冲

　　C. 崩解超限　　　　　　　　　　　D. 裂片

40. 颗粒粗细相差悬殊或颗粒流动性差时易产生（　　　）。

　　A. 片重差异超限　　　　　　　　　B. 裂片

　　C. 松片　　　　　　　　　　　　　D. 黏冲

41. 在一定的液体介质中，药物从片剂中溶出的速率和程度称为（　　　）。

　　A. 硬度　　　　　B. 脆碎度　　　　　C. 崩解度　　　　D. 溶出度

42. 最能间接反映片剂中药物在体内吸收情况的指标是（　　　）。

　　A. 含量均匀度　　B. 崩解度　　　　　C. 硬度　　　　　D. 溶出度

43. 关于片剂溶出度的说法，错误的是（　　　）。

　　A. 亲水性辅料促进药物溶出

　　B. 药物被辅料吸附则阻碍药物溶出

　　C. 硬脂酸镁作为片剂润滑剂，用量过多时会阻碍药物溶出

　　D. 溶剂分散法混合药物促进药物溶出

44. 具下列特性的药物片剂，必须测溶出度的是（　　　）。

　　A. 难溶性　　　　B. 吸湿性　　　　　C. 风化性　　　　D. 刺激性

45. 在规定介质中，片剂崩碎成能通过一定规格筛网小粒子所需的时间称为（　　　）。

　　A. 含量均匀度　　B. 溶出度　　　　　C. 崩解度　　　　D. 硬度

46. 糖衣片进行片重差异检查，应在其包衣（　　）。

    A. 前　　　　　　B. 后　　　　　　C. 前或后　　　　　　D. 前和后

47. 已检查溶出度的片剂，不必再检查（　　）。

    A. 硬度　　　　B. 脆碎度　　　　　　C. 崩解度　　　　　　D. 片重差异

48. 某片剂平均片重为 0.5g，其重量差异限度为（　　）。

    A. ±1%　　　　B. ±2.5%　　　　C. ±5%　　　　　　D. ±7.5%

49. 已检查含量均匀度的片剂，不必再检查（　　）。

    A. 硬度　　　　B. 脆碎度　　　　　　C. 崩解度　　　　　　D. 片重差异

50. 制备片剂时，干颗粒的含水量一般应控制在（　　）。

    A. 小于 2%　　B. 小于 3%　　　　C. 小于 5%　　　　　D. 小于 9%

51. 不属于片剂化学检测项目的是（　　）。

    A. 定性检查　　B. 含量测定　　　　C. 溶出度检查　　　　D. 崩解度检查

52. 《中国药典》中对片重差异检查的规定，错误的是（　　）。

    A. 检测片剂为 20 片

    B. 片重小于 0.30g 的片剂，片重差异限度为 ±7.5%

    C. 片重大于或等于 0.30g 的片剂，片重差异限度为 ±5%

    D. 不得有 2 片超出重量差异限度，并不得有 1 片超出重量差异限度的 2 倍

53. 《中国药典》规定，泡腾片的崩解时限为（　　）。

    A. 5min　　　　B. 10min　　　　C. 15min　　　　　D. 30min

54. 片剂贮存的关键为（　　）。

    A. 防潮　　　　B. 防热　　　　　　C. 防冻　　　　　　D. 防光

55. 在复方乙酰水杨酸片制备中，不利于提高其稳定性的是（　　）。

    A. 与其他药物分别制粒

    B. 用 17% 淀粉浆作黏合剂制粒

    C. 选用粒状结晶直接压片

    D. 加入适量酒石酸

（二）配伍选择题

[1～5题]

    A. 舌下片　　　B. 泡腾片　　　C. 肠溶衣片　　　D. 糖衣片　　　E. 植入片

1. 激素类避孕药宜制成（　　）。

2. 硝酸甘油宜制成（　　）。

3. 甲硝唑宜制成（　　）。

4. 氯霉素宜制成（　　）。

5. 红霉素宜制成（　　）。

[6～10题]

    A. 舌下片　　　B. 口含片　　　C. 肠溶衣片　　　D. 多层片　　　E. 控释片

6. 可避免药物首过效应且快速起效的是（　　）。

7. 可避免复方片剂药物间配伍变化的是（　　　）。

8. 可避免药物在胃内破坏的是（　　　）。

9. 可在口腔内缓慢溶解而起局部作用的是（　　　）。

10. 可在体内缓慢溶出而起长效作用的是（　　　）。

[11~15题]　选择 APC 片中各成分的作用。

　　A. 主药　　　B. 黏合剂　　　C. 崩解剂　　　D. 助流剂　　　E. 稀释剂

11. 乙酰水杨酸（　　　）。

12. 咖啡因、非那西丁（　　　）。

13. 干淀粉（　　　）。

14. 17%淀粉浆（　　　）。

15. 滑石粉（　　　）。

[16~20题]

　　A. 胃溶薄膜衣材料　　　B. 肠溶薄膜衣材料　　　C. 水不溶性薄膜衣材

　　D. 增塑剂　　　　　　　E. 遮光剂

16. 邻苯二甲酸二乙酯（　　　）。

17. 邻苯二甲酸醋酸纤维素（　　　）。

18. 醋酸纤维素（　　　）。

19. 羟丙基甲基纤维素（　　　）。

20. 二氧化钛（　　　）。

[21~25题]

　　A. 松片　　　B. 崩解迟缓　　　C. 裂片　　　D. 片重差异超限　　　E. 黏冲

21. 冲头表面锈蚀易产生（　　　）。

22. 疏水性润滑剂用量过多易产生（　　　）。

23. 压力不够易产生（　　　）。

24. 压力分布不均易产生（　　　）。

25. 颗粒大小不均易产生（　　　）。

[26~30题]

　　A. 3min　　　B. 15min　　　C. 30min　　　D. 60min

　　E. 人工胃液中 2h 不得有变化，人工肠液中 1h 完全崩解

26. 薄膜衣片的崩解时限是（　　　）。

27. 肠衣片的崩解时限是（　　　）。

28. 普通片的崩解时限是（　　　）。

29. 分散片的崩解时限是（　　　）。

30. 糖衣片的崩解时限是（　　　）。

（三）比较选择题

[1~5题]

　　A. 滑石粉　　　B. 硬脂酸镁　　　C. 二者均是　　　D. 二者均不是

1. 可作片剂润滑剂的是 （　　　）。

2. 可作片剂崩解剂的是 （　　　）。

3. 可作糖衣物料的是 （　　　）。

4. 用量过多影响片剂崩解的是 （　　　）。

5. 不能与酸性药物配伍的是 （　　　）。

［6～10题］

  A. 填充剂 B. 崩解剂 C. 二者均可 D. 二者均不可

6. 羧甲基淀粉钠可作 （　　　）。

7. 微晶纤维素可作 （　　　）。

8. 微粉硅胶可作 （　　　）。

9. 糊精可作 （　　　）。

10. 淀粉可作 （　　　）。

［11～15题］

  A. 单冲压片机 B. 多冲旋转式压片机 C. 两者均是

  D. 两者均不是

11. 只有上冲加压的是 （　　　）。

12. 只有下冲加压的是 （　　　）。

13. 上下冲同时加压的是 （　　　）。

14. 调节下冲在模孔中的位置实现片重调节 （　　　）。

15. 具压力缓冲装置 （　　　）。

［16～20题］

  A. 压片时松片 B. 压片时裂片 C. 二者均可能 D. 二者均不可能

16. 压力过大 （　　　）。

17. 压力过小 （　　　）。

18. 润滑剂用量不足 （　　　）。

19. 崩解剂用量不足 （　　　）。

20. 黏合剂用量不足 （　　　）。

［21～25题］

  A. 糖衣片 B. 硬胶囊剂 C. 两者均是 D. 两者均不是

21. 化学稳定性比散剂好 （　　　）。

22. 适用于对胃有刺激性的药物 （　　　）。

23. 崩解时限要求为 30min （　　　）。

24. 适合于多量油类药物制备 （　　　）。

25. 贮存时要注意防潮 （　　　）。

［26～30题］

  A. 一步制粒法 B. 高速搅拌制粒法 C. 两者均是 D. 两者均不是

26. 将混合、制粒、干燥等过程在同一设备内一次完成的制粒方法是 （　　　）。

27. 将混合、制软材、制粒等过程在同一设备内一次完成的制粒方法是 （　　　）。

28. 属于湿法制粒法的是（   ）。

29. 属于干法制粒法的是（   ）。

30. 适合于对湿热敏感性物料制粒的是（   ）。

（四）多项选择题

1. 有关口含片的叙述，正确的是（   ）。

    A. 应在 10min 内崩解或溶化

    B. 在口腔内缓慢溶化发挥局部或全身作用

    C. 处方组成均应是可溶的

    D. 硬度应大于普通片

2. 宜加入矫味剂的片剂是（   ）。

    A. 咀嚼片   B. 含片   C. 舌下片   D. 植入片

3. 多层片的特点有（   ）。

    A. 兼有速效和长效作用   B. 兼有局部和全身作用

    C. 具有靶向作用   D. 避免复方制剂的配伍禁忌

4. 属于口腔用片的是（   ）。

    A. 口含片   B. 舌下片   C. 泡腾片   D. 咀嚼片

5. 下列关于舌下片的叙述，正确的是（   ）。

    A. 起速效作用   B. 起长效作用

    C. 可避免药物的首过效应   D. 硝酸甘油宜制成舌下片

6. 下列关于植入片的叙述，正确的是（   ）。

    A. 应符合无菌要求   B. 起长效作用

    C. 适宜于小剂量强效药物   D. 激素类药物宜制成植入片

7. 关于中药片的叙述，正确的是（   ）。

    A. 以纤维性粉末为原料时，宜二次压片

    B. 以浸膏为原料时，宜用乙醇作润湿剂制粒

    C. 为改善中药片剂的美观，可薄膜包衣

    D. 以挥发油为原料时，宜制成微囊或包合物压片

8. 中药片按原材料的处理方法不同，可分为（   ）。

    A. 全粉末片   B. 全浸膏片   C. 半浸膏片   D. 有效成分片

9. 微晶纤维素在直接压片中，所起的作用有（   ）。

    A. 干燥黏合剂   B. 崩解剂   C. 助流剂   D. 稀释剂

10. 崩解剂必须具备良好的（   ）。

    A. 可压性   B. 流动性   C. 吸水性   D. 膨胀性

11. 可作为干燥黏合剂的物料是（   ）。

    A. 淀粉   B. 糊精   C. 微晶纤维素   D. CMC-Na

12. 硬脂酸镁作片剂辅料使用的特点是（   ）。

    A. 有良好的润滑性和抗黏性   B. 用量过多致片剂崩解迟缓

C. 可促进疏水性药物的润湿和溶出 D. 不与任何主药发生作用

13. 作为片剂稀释剂的是（　　　）。

　　A. 淀粉　　　　　B. 糊精　　　　　C. 微晶纤维素　　　D. CMC-Na

14. 粉末直接压片中，常用的辅料有（　　　）。

　　A. 微晶纤维素　　　　　　　　　B. 喷雾干燥乳糖

　　C. 淀粉　　　　　　　　　　　　D. 微粉硅胶

15. 作为崩解剂使用的是（　　　）。

　　A. CMS-Na　　　　B. CMC-Na　　　　C. 交联 PVP　　　D. PVP

16. 润滑剂的作用包括（　　　）。

　　A. 润湿性　　　　B. 润滑性　　　　C. 助流性　　　　D. 抗黏性

17. 干燥淀粉在片剂中可以用作（　　　）。

　　A. 填充剂　　　　B. 黏合剂　　　　C. 崩解剂　　　　D. 润滑剂

18. 关于高分子药用辅料的描述，正确的是（　　　）。

　　A. 微晶纤维素可作为片剂填充剂、崩解剂、黏合剂

　　B. CAP 可作为胃溶性薄膜衣材料

　　C. CMS-Na 可作为稀释剂

　　D. HPMCP 可作为肠溶性薄膜衣材料

19. 关于片剂的叙述，正确的是（　　　）。

　　A. 外加崩解剂的片剂较内加崩解剂的片剂崩解速率快，而溶出速率刚好
　　　　相反

　　B. 润滑剂按其作用可分为三类，即助流剂、抗黏剂和润滑剂

　　C. 十二烷基硫酸钠可作片剂的崩解剂

　　D. 制备糖衣片时常用蔗糖作为包衣材料，但粉衣层的主要材料为淀粉

20. 制粒的最主要目的是改善原辅料的（　　　）。

　　A. 流动性　　　　B. 可压性　　　　C. 吸水性　　　　D. 崩解性

21. 属于颗粒压片法的是（　　　）。

　　A. 结晶直接压片　　　　　　　　B. 滚压制粒压片

　　C. 一步制粒压片　　　　　　　　D. 挤出制粒压片

22. 湿法制粒方法包括（　　　）。

　　A. 挤出制粒　　　　　　　　　　B. 一步制粒

　　C. 喷雾干燥制粒　　　　　　　　D. 高速搅拌制粒

23. 剂量很小又对湿热很不稳定的药物可采用（　　　）。

　　A. 过筛制粒压片　　　　　　　　B. 空白颗粒压片

　　C. 高速搅拌制粒压片　　　　　　D. 粉末直接压片

24. 片剂颗粒采用厢式干燥时，应注意（　　　）。

　　A. 制粒后应迅速干燥

　　B. 物料厚度不宜超过 2cm

　　C. 温度视药物的性质而定，并缓慢升温

D. 干燥过程中应勤翻动

25. 片剂的干颗粒除应具有良好的流动性和可压性外，还应符合（　　　）。

A. 主药含量符合规定　　　　　　B. 细粉含量为 20％～40％

C. 含水量为 1％～3％　　　　　　D. 硬度适中

26. 槽形混合机可用于（　　　）。

A. 粉碎　　　　　B. 过筛　　　　　C. 混合　　　　　D. 制软材

27. 摇摆式颗粒机可用于（　　　）。

A. 粉碎　　　　　B. 混合　　　　　C. 制粒　　　　　D. 整粒

28. 片重的计算正确的是（　　　）。

A. 片重＝每片主药含量/颗粒中主药的百分含量

B. 片重＝颗粒中主药的百分含量/每片主药含量

C. 片重＝(干颗粒重＋压片前加入的辅料重)/应压片数

D. 片重＝干颗粒重/应压片数

29. 压片机的调节器有（　　　）。

A. 压力调节器　B. 片重调节器　　　C. 出片调节器　　　D. 饲料调节器

30. 同种物料在单冲压片机上压片，片重主要决定于（　　　）。

A. 上冲头在模圈内下降的深度　　B. 下冲头在模圈内位置的高低

C. 颗粒的粗细　　　　　　　　　D. 冲模的大小

31. 粉末直接压片时，需对压片机改进的是（　　　）。

A. 改善饲料装置　　　　　　　　B. 增加预压装置

C. 控制温湿度　　　　　　　　　D. 改善除尘装置

32. 与片剂成型有关的因素有（　　　）。

A. 物料性状　　　　　　　　　　B. 压片机类型

C. 黏合剂与润滑剂　　　　　　　D. 结晶水及含水量

33. 有关片剂制备的叙述，正确的是（　　　）。

A. 颗粒中细粉太多会导致黏冲

B. 颗粒过干会造成裂片

C. 可压性强的原辅料，压成的片剂崩解慢

D. 随压力增大，片剂的崩解时间延长，溶出变慢

34. 导致片剂片重差异的因素有（　　　）。

A. 颗粒粗细差异大　　　　　　　B. 颗粒的流动性不好

C. 压力不恰当　　　　　　　　　D. 润滑剂用量不足

35. 造成片剂黏冲的原因有（　　　）。

A. 压片压力过大　　　　　　　　B. 颗粒含水量过多

C. 冲模表面粗糙　　　　　　　　D. 润滑剂用量不足

36. 与崩解迟缓有关的因素是（　　　）。

A. 压片时压力过小　　　　　　　B. 润滑剂用量不足

C. 黏合剂用量过多　　　　　　　D. 崩解剂用量不足

37. 若过筛后的湿粒呈疏松的粉粒，原因是（　　）。
    A. 筛网孔径过大　　　　　　　　　　B. 黏合剂、润湿剂用量不足
    C. 筛网孔径过小　　　　　　　　　　D. 过筛时机械力太小

38. 制备片剂时，发生松片的原因是（　　）。
    A. 原料的粒子太小　　　　　　　　　B. 选用黏合剂不当
    C. 颗粒含水量不当　　　　　　　　　D. 润滑剂使用量过多

39. 制备片剂时，发生裂片的原因是（　　）。
    A. 压片时压力过大　　　　　　　　　B. 选用黏合剂不当
    C. 颗粒过分干燥　　　　　　　　　　D. 润滑剂使用量过多

40. 压力过大或过小，可使片剂（　　）。
    A. 裂片　　　　　B. 松片　　　　　C. 黏冲　　　　　D. 崩解迟缓

41. 黏合剂选择不当或用量不适，可使片剂（　　）。
    A. 裂片　　　　　B. 松片　　　　　C. 黏冲　　　　　D. 崩解迟缓

42. 为提高难溶性药物的溶出速率，可采取的措施是（　　）。
    A. 主药微粉化　　　　　　　　　　　B. 将药物制成固体分散体
    C. 加入亲水性辅料　　　　　　　　　D. 药物溶于溶剂后再与辅料混合

43. 为避免片剂主药含量不均匀，宜（　　）。
    A. 采用等量递加法混合
    B. 采用溶剂分散法混合
    C. 采用流化干燥，避免可溶性成分迁移
    D. 采用厢式干燥，避免成分挥发

44. 通过包衣，可以（　　）。
    A. 掩盖药物的不良臭味　　　　　　　B. 避免药物首过效应
    C. 避免药物被胃液破坏　　　　　　　D. 防止药物的配伍变化

45. 片剂包肠溶衣的目的是（　　）。
    A. 避免药物被胃液破坏　　　　　　　B. 避免药物被肠液破坏
    C. 减少药物对胃的刺激性　　　　　　D. 增加在肠道中吸收的药物的作用

46. 供包衣的片心，要求是（　　）。
    A. 呈双凸片　　　　　　　　　　　　B. 平面片
    C. 硬度比普通片剂大　　　　　　　　D. 不含粉末

47. 关于包衣方法的叙述，正确的是（　　）。
    A. 最经典、最常用的方法是滚转包衣法
    B. 锅包衣法适用于包糖衣与薄膜衣
    C. 压制包衣法适用于包糖衣与薄膜衣
    D. 流化包衣法主要适合于包糖衣

48. 包糖衣时，应用浆液和滑石粉作物料衣层的是（　　）。
    A. 隔离层　　　　B. 粉衣层　　　　C. 糖衣层　　　　D. 色衣层

49. 包糖衣时，具有防水、防潮作用的是（　　）。

A. 隔离层　　　　B. 粉衣层　　　　C. 糖衣层　　　　D. 打光

50. 糖衣片存在的质量问题是（　　　）。

A. 吸潮　　　　B. 风化　　　　C. 龟裂　　　　D. 色斑

51. 可作肠溶衣料的是（　　　）。

A. 明胶浆　　　　　　　　　　B. CAP

C. 虫胶　　　　　　　　　　　D. 丙烯酸树脂Ⅱ号

52. 肠溶衣存在的质量问题是（　　　）。

A. 胃内即崩解　　B. 口腔即崩解　　C. 胃内不崩解　　D. 肠内仍不崩解

53. 有关包衣机的叙述，正确的是（　　　）。

A. 由包衣锅、动力部分、加热器、鼓风机组成

B. 包衣锅宜用不锈钢、紫铜等导热性好的材料制成

C. 包衣锅的中轴应与水平成60°角

D. 包衣锅转速越高，包衣效果越好

54. 流化技术在片剂生产中，常用于（　　　）。

A. 制粒　　　　B. 干燥　　　　C. 包衣　　　　D. 混合

55. 在各类片剂中，不作崩解时限检查的是（　　　）。

A. 舌下片　　　　B. 控释片　　　　C. 口含片　　　　D. 咀嚼片

56. 测定片剂溶出度是基于（　　　）。

A. 片剂崩解度合格，但溶出并不好

B. 溶出度与生物利用度有相关关系

C. 溶出度检测简单易行，有利于控制片剂质量

D. 只有溶出的药物才能被机体吸收

57. 《中国药典》规定，测定溶出度可用（　　　）。

A. 转篮法　　　　B. 循环法　　　　C. 浆法　　　　D. 小杯法

58. 必须测定溶出度的药物是（　　　）。

A. 难溶性药物　　　　　　　　B. 小剂量强效药物

C. 久贮后溶解度下降的药物　　D. 刺激性药物

59. 关于片剂溶出度的叙述，正确的是（　　　）。

A. 内服片剂都应检查溶出度

B. 溶出度好的片剂，体内吸收也好

C. 测定溶出度的片剂可不测崩解度

D. 缓释片剂应测定释放度

60. 片剂四用测定仪可测定的项目是（　　　）。

A. 硬度　　　　B. 脆碎度　　　　C. 崩解度　　　　D. 含量均匀度

二、填空题

1. 药物制成多层片的目的是_____、_____。

2. 根据辅料在片剂生产过程中作用不同，主要有_____、_____、_____和_____等。当主药含量小于 100mg 时，宜加入_____；当含有液体成分时宜加入_____；当主药黏性不足时，宜加入_____；当主药黏性太强时，宜加入_____；为促进片剂崩解宜加入_____，为增加物料流动性或避免黏冲宜加入_____。

3. 压片物料应有良好的_____性和_____性；崩解剂应有良好的_____性和_____性；润滑剂应具有良好的_____性、_____性和_____性。

4. 淀粉浆为片剂制备中最常用的_____，而干淀粉为最常用的_____，同时也可作为_____。

5. 乙醇是片剂生产中常用的_____，常用于_____、_____、_____几种情况。

6. 崩解剂的加入方法有_____、_____、_____三种，兼顾片剂的崩解和溶出，其中以_____效果最好。

7. 崩解剂的作用机理通常有_____、_____、_____三种，十二烷基硫酸钠作崩解剂的原理是_____。

8. 片剂制法有_____、_____两大类。最常用的片剂制备方法是_____。

9. 制粒的最主要目的是改善物料的_____性和_____性。

10. 软材的质量一般多凭经验掌握，要求以"_____，_____"为度。

11. 干法制粒压片常用的方法有_____、_____两种。

12. 整粒的目的是_____或_____使颗粒的粒度分布符合要求。

13. 流化技术在片剂生产中可用于_____、_____、_____。

14. 用于包衣的片心要求：_____、_____、_____。

15. 按包衣材料不同，包衣片分为_____、_____、_____三种。

16. 糖衣片中，包隔离层的目的是_____；包粉衣层的目的是_____；包色衣层的目的是_____；打光的目的是_____。

17. 包衣最常用的方法是_____，流化包衣法主要用于包_____。

18. 薄膜衣片存在的质量问题有_____、_____、_____、_____。肠溶衣片的质量问题尚有_____、_____。

19. 小剂量药物片剂必须检查_____，但不需再检查_____。难溶性药物必须检查_____，但不需再检查_____。

20. 片剂四用测定仪可以测定_____、_____、_____、_____。

三、问答题

1. 名词解释：片剂、泡腾片、流化制粒、润湿剂、吸收剂、崩解剂、裂片、崩解度、溶出度、含量均匀度。

2. 制备片剂为什么要加辅料？简述片剂各类辅料的作用。

3. 简述片剂的制备方法及适用性。

4. 压片物料制粒的目的是什么？

5. 简述湿法制粒压片法的工艺流程，各生产工序分别需要什么设备？

6. 软材、湿颗粒、干颗粒分别应符合哪些要求？

7. 湿颗粒常用干燥方法有哪些？各有何缺点？如何解决？

8. 压片前为什么要整粒？总混的内容包括哪些？

9. 供服用 100 次中药 5kg，煎煮浓缩后制得干颗粒 240g，加入崩解剂、润滑剂压片，要求每次服用 5 片，计算片重？若片重差异限度为 ±5%，求本品的片重范围？

10. 压片机中的调节器有哪些？以单冲压片机为例说明调节方法。

11. 粉末直接压片法存在的主要问题是什么？如何解决？

12. 包衣的目的是什么？

13. 哪些情况下药物片剂需包肠溶衣？

14. 简述糖衣的工艺流程及糖衣片的主要质量问题。

15. 片剂的质量评价项目有哪些？

16. 《中国药典》对片剂的崩解度作何规定？

17. 哪些药物必须测定溶出度？《中国药典》规定的溶出度测定方法是什么？

18. 检查某片剂的片重差异，测得每片片重如下（单位 g）：

0.5256　0.5340　0.5256　0.5248　0.5446　0.5266　0.5349　0.5240　0.5145
0.5442　0.5276　0.5243　0.5746　0.5546　0.5242　0.5245　0.5286　0.5180
0.5146　0.5236

请问该片剂的片重差异是否合格？

19. 维生素 C 片

处方：维生素 C　　50.0g

　　　淀粉　　　　250.0g

　　　糊精　　　　50.0g

　　　酒石酸　　　1.0g

　　　50%乙醇　　适量

　　　硬脂酸镁　　1.0g

（1）简述处方中各成分的作用。

（2）说出其制备方法并写出其制备过程。

（3）处方中 50%乙醇的量应如何控制？

20. 吲哚美辛肠溶片

素片处方：

吲哚美辛　　　　25g

乳　糖　　　　　53g

羧甲基淀粉钠　　1.5g

硬脂酸镁　　　　0.5g

50%乙醇　　　　适量

肠溶薄膜包衣液（800 片）处方：

丙烯酸树脂Ⅱ号　　　1.375g

丙烯酸树脂Ⅲ号　　　1.375g

蓖麻油　　　　　　　1.38g

邻苯二甲酸二乙酯　　0.44g

吐温-80　　　　　　 0.44g

90％乙醇　　　　　　46.80g

（1）简述处方中各成分的作用。

（2）为什么吲哚美辛要包肠溶衣？

第十章 软膏剂

本章学习提示

软膏剂是半固体外用制剂，由药物与基质制成，既可局部作用，也可透皮吸收起全身作用。学习时，重点要熟悉软膏的处方组成，软膏基质的作用（既是软膏的赋形剂，同时也影响软膏中药物的释放和作用）、要求及不同类型（油脂性、水溶性及乳剂型）软膏基质的常用品种和应用特点，会根据软膏剂的应用部位、作用要求合理选用基质及附加剂，会典型软膏剂处方分析；理解软膏剂各种制备方法的适用性，制备工艺及操作要点（包括基质处理与药物加入方法），会按处方选择适当的方法制备软膏；熟悉软膏剂的质量评价项目和方法，能对软膏剂作正确的质量评价。

一、选择题

（一）单项选择题

1. 关于软膏剂特点的叙述，错误的是（　　　）。
   A. 是具有一定稠度的外用半固体制剂
   B. 可发挥局部治疗作用
   C. 可发挥全身治疗作用
   D. 药物必须溶解在基质中

2. 关于软膏剂的质量要求，错误的是（　　　）。
   A. 应均匀、细腻，稠度适宜
   B. 无刺激性、过敏性
   C. 含水量符合要求
   D. 创面软膏应无菌

3. 关于软膏剂基质的表述，错误的是（　　　）。
   A. 基质不仅是软膏的赋形剂，也是药物的载体
   B. 性质稳定，与主药不发生配伍禁忌
   C. 稠度适宜，易于涂布，易于清洗，不污染衣物
   D. 对软膏剂中药物的释放、吸收无影响

4. 关于乳剂基质特点的叙述，错误的是（　　　）。
   A. 乳剂基质由水相、油相、乳化剂三部分组成
   B. 分为 W/O 型和 O/W 型两类

C. W/O 型乳剂基质被称为"冷霜"，O/W 型乳剂基质被称为"雪花膏"

D. 湿润性湿疹适宜选用 O/W 型乳剂基质

5. 关于水溶性基质特点的叙述，错误的是（　　）。

A. 易霉变，制备时应加入防腐剂

B. 多用于湿润、糜烂创面，有利于分泌物的排除

C. 制备水溶性基质软膏剂不需要加保湿剂

D. 无油腻性易清除，能与水性渗出物混合，释药快

6. 关于眼膏剂的叙述，正确的是（　　）。

A. 不溶性的药物应先研成极细粉，并通过 9 号筛

B. 用于眼部手术或创伤的眼膏应加入抑菌剂

C. 常用的基质是白凡士林、液体石蜡和羊毛脂的混合物

D. 硅酮能促进药物的释放，可作眼膏基质

7. 关于油脂性基质的表述，错误的是（　　）。

A. 此类基质涂于皮肤能形成封闭性油膜，具有保护皮肤作用

B. 油脂性基质有类脂类、烃类和油脂类

C. 羊毛脂可以增加基质吸水性及透皮性，可单独作基质

D. 固体石蜡与液状石蜡用以调节稠度

8. 对凡士林的叙述，错误的是（　　）。

A. 又称软石蜡，有黄、白两种

B. 有适宜的黏稠性与涂展性，可单独作基质

C. 对皮肤有保护作用，适用于有多量渗出液的患处

D. 性质稳定，适用于遇水不稳定的药物

9. 水溶性软膏基质不包括（　　）。

A. 甘油明胶　　　　B. PEG　　　　　　C. 羊毛脂　　　　　　D. CMC-Na

10. 用聚乙二醇作软膏基质时，常采用不同分子量的聚乙二醇混合，其目的是
（　　）。

A. 增加药物在基质中溶解度　　　　B. 增加药物穿透性

C. 调节吸水性　　　　　　　　　　D. 调节稠度

11. 在凡士林作基质的软膏剂中，加入羊毛脂的目的是（　　）。

A. 促进药物吸收　　　　　　　　　B. 改善基质稠度

C. 增加基质的吸水性　　　　　　　D. 调节 HLB 值

12. 可促进软膏透皮吸收的物质是（　　）。

A. 羊毛脂　　　　B. 甘油明胶　　　　C. 氮酮　　　　　　D. 硬脂醇

13. 以凡士林、蜂蜡和固体石蜡为混合基质时，应采用的制法是（　　）。

A. 研和法　　　　B. 熔和法　　　　　C. 乳化法　　　　　D. 加液研磨法

14. 不属于软膏剂质量检查项目的是（　　）。

A. 粒度检查　　　　　　　　　　　B. 刺激性

C. 装量检查　　　　　　　　　　　D. 融变时限

15. 在皮肤表层发挥作用的软膏剂，其质量检查不包括（　　　）。
  A. 主药含量
  B. 刺激性
  C. 酸碱度检查
  D. 体外离体皮肤试验

（二）配伍选择题

[1～5题]
  A. 乳剂基质　　B. 烃类基质　　C. 类脂类基质　　D. 眼膏剂基质
  E. 凝胶剂基质
1. 卡波姆（　　　）。
2. 黄凡士林、液体石蜡与羊毛脂按8：1：1混合（　　　）。
3. 羊毛脂、凡士林与水混合（　　　）。
4. 蜂蜡（　　　）。
5. 液体石蜡（　　　）。

[6～10题] 分析下列乳剂基质的处方。
  A. 白凡士林　　　　　　　300g
  B. 十二醇硫酸酯钠　　　　10g
  C. 尼泊金乙酯　　　　　　1g
  D. 甘油　　　　　　　　　120g
  E. 蒸馏水　　　　　　　　加至1000g
6. 油相主要组分（　　　）。
7. 水相主要组分（　　　）。
8. 乳化剂（　　　）。
9. 保湿剂（　　　）。
10. 防腐剂（　　　）。

[11～15题]
  A. 体外凝胶扩散试验　　B. 体外离体皮肤试验　　C. 体内试验
  D. 无菌检查　　E. 粒度检查
11. 在皮肤表层发挥作用的软膏（　　　）。
12. 透过表皮发挥局部作用的软膏（　　　）。
13. 透皮吸收产生全身作用的软膏（　　　）。
14. 用于创面的软膏（　　　）。
15. 混悬型软膏（　　　）。

（三）比较选择题

[1～5题]
  A. 水溶性基质　　B. O/W型乳剂基质　　C. 二者均是　　D. 二者均不是
1. 可应用于湿疹有渗出液的患处（　　　）。
2. 可用于慢性皮肤炎症（　　　）。

3. 需加防腐剂的是（　　　）。

4. 需加保湿剂的是（　　　）。

5. 作为眼膏基质的是（　　　）。

［6～10题］

      A. 甘油明胶　　　B. 羊毛脂　　　C. 二者均是　　　D. 二者均不是

6. 水溶性软膏基质的是（　　　）。

7. 油脂性软膏基质的是（　　　）。

8. 吸水可形成乳剂基质的是（　　　）。

9. 用于调节软膏稠度的是（　　　）。

10. 释药快但对药物透皮作用影响不大的是（　　　）。

（四）多项选择题

1. 软膏基质按性质不同分为（　　　）。

    A. 油脂性基质　　　　　　　　　　B. 水溶性基质

    C. 乳剂基质　　　　　　　　　　　D. 固体基质

2. 凡士林与羊毛脂合用的目的是（　　　）。

    A. 改善凡士林的吸水性　　　　　　B. 改善羊毛脂的吸水性

    C. 改善凡士林的黏稠性　　　　　　D. 改善羊毛脂的黏稠性

3. 软膏基质中宜加入保湿剂和防腐剂的是（　　　）。

    A. 油脂性基质　　　　　　　　　　B. 亲水性基质

    C. W/O 型乳膏　　　　　　　　　D. O/W 型乳膏

4. 乳膏基质的三个基本组成是（　　　）。

    A. 水相　　　　　B. 油相　　　　　C. 乳化剂　　　　　D. 防腐剂

5. 决定乳膏类型的主要因素是（　　　）。

    A. 相体积比　　　　　　　　　　　B. 乳化剂用量

    C. 乳化剂类型　　　　　　　　　　D. 乳化温度

6. 眼膏剂不得含有（　　　）。

    A. 抑菌剂　　　　　B. 白凡士林　　　　　C. 硅酮　　　　　D. 固体药物

7. 下列属油脂性基质的是（　　　）。

    A. 羊毛脂　　　　　B. 凡士林　　　　　C. 石蜡　　　　　D. PEG

8. 有关软膏剂的叙述，正确的是（　　　）。

    A. 软膏剂的制备方法有研和法、乳化法和熔和法

    B. 眼膏剂可以在无菌条件下用乳化法制备

    C. 三乙醇胺和硬脂酸作用生成新生皂，可制备 O/W 型乳剂基质的软膏

    D. 十二烷基硫酸钠为 W/O 型乳化剂

9. 羊毛脂作软膏基质的特点是（　　　）。

    A. 性质比脂肪油稳定　　　　　　　B. 吸水性好

    C. 穿透性好　　　　　　　　　　　D. 涂展性好

10. 软膏剂可用于（　　　）。

    A. 慢性皮肤病   B. 急性损伤皮肤

    C. 对皮肤起保护、润滑作用   D. 对皮肤起局部治疗作用

11. 可以作为乳剂基质油相组分的是（　　　）。

    A. 羊毛脂   B. 硬脂酸   C. 三乙醇胺   D. 甘油

12. 软膏剂的全身吸收过程包括（　　　）。

    A. 浸润   B. 释放   C. 穿透   D. 吸收

13. 影响软膏剂中药物透皮吸收的因素，正确的是（　　　）。

    A. 增加难溶性药物的分散度有利于药物的吸收

    B. 基质对药物的亲和力越大，越有利于药物的释放

    C. 乳剂基质中药物透皮吸收较油性基质和水溶性基质好

    D. 加入促透剂能增强药物的穿透性

14. 关于软膏剂的表述，正确的为（　　　）。

    A. 可溶于基质的药物应溶于基质制成溶液型软膏

    B. 不溶于基质的药物应制成细粉并通过 6 号筛

    C. 根据药物的分散状态，软膏剂可分为溶液型、混悬型与乳剂型

    D. 不同基质对皮肤水合作用的顺序为：O/W 型＞W/O 型＞油脂性基质

15. 需作无菌检查的是（　　　）。

    A. 鼻用软膏   B. 眼用软膏

    C. 损伤皮肤用软膏   D. 大面积烧伤用软膏

二、填空题

1. 软膏剂是由_____和_____组成的_____状剂型。

2. 软膏按作用深度不同分为_____、_____、_____三类。按药物在基质中分散状态不同分为_____、_____两类。含大量药物粉末的软膏剂称为_____。

3. 软膏基质既是药物的_____又是软膏的_____。软膏基质按性质不同可分为_____、_____、_____三类。

4. 类脂类软膏基质主要有_____、_____，其中_____常用于乳剂基质中调节稠度并可作辅助乳化剂。

5. 在软膏制备中，常将凡士林与羊毛脂合用，目的是改善凡士林的_____和羊毛脂的_____。

6. 眼膏基质常由_____、_____、_____三部分组成。适用于_____的药物，用前宜用_____法灭菌处理。

7. 各类软膏剂中，需要加保湿剂和防腐剂的是_____、_____。

8. 软膏剂的制备方法有_____、_____、_____三种。乳剂型基质软膏制备宜用_____。

三、问答题

1. 名词解释：软膏剂、眼膏剂、凝胶剂
2. 简述三类不同性质软膏基质的应用特点。
3. 软膏常用制备方法有哪些？适用性如何？
4. 简述软膏剂的透皮吸收过程及基质对药物透皮吸收的影响。
5. 软膏应进行哪些质量项目检测？眼膏剂有哪些特殊质量要求？
6. 水杨酸软膏

处方：

水杨酸	1.0g
硬脂酸	1.0g
单硬脂酸甘油酯	4.0g
液体石蜡	2.0g
羊毛脂	1.0g
甘油	1.0g
十二烷基硫酸钠	0.1g
三乙醇胺	0.5g
尼泊金乙酯	0.005g
蒸馏水	10g

（1）分析处方中各成分的作用。
（2）写出制备方法和制备过程。
（3）本处方为何种类型基质软膏？为什么？
（4）本软膏能否用于有渗出液的患处？为什么？

第十一章 栓 剂

一、选择题

（一）单项选择题

1. 下列关于栓剂的表述，错误的是（　　）。
   A. 栓剂为专供人体腔道给药的半固体制剂
   B. 常用栓剂有直肠栓和肛门栓
   C. 药物与基质应混合均匀，外形应完整光滑，无刺激性
   D. 不同腔道应用的栓剂形状不同

2. 关于局部作用栓剂的表述，正确的为（　　）。
   A. 常选择肛门栓　　　　　　　　B. 应具有缓慢持久作用
   C. 熔化速度应较快　　　　　　　D. 需加入吸收促进剂

3. 有关全身作用栓剂的叙述，错误的是（　　）。
   A. 全身作用栓剂要求迅速释放药物
   B. 栓剂使用时，插入的深度越深，生物利用度越高
   C. 粪便的存在不利于药物的吸收
   D. 可减少肝脏的首过效应

4. 关于栓剂基质的表述，错误的是（　　）。
   A. 室温下应有适宜的硬度
   B. 体温时易软化、熔化或溶解
   C. 具有润湿或乳化能力，水值较低
   D. 栓剂基质既赋予药物成型，也影响药物作用

5. 属于水溶性栓剂基质的是（　　）。

A. 可可豆脂　　　　　　　　　　　B. PEG

C. 半合成山苍子油酯　　　　　　　D. 羊毛脂

6. 属于油脂性栓剂基质的有（　　　）。

A. 甘油明胶　　　　　　　　　　　B. PEG

C. 半合成棕榈酸酯　　　　　　　　D. 羊毛脂

7. 常作为栓剂亲水性基质的是（　　　）。

A. 吐温-60　　　B. 吐温-61　　　C. 吐温-65　　　D. 吐温-80

8. 关于甘油明胶作栓剂基质特点的表述，错误的是（　　　）。

A. 制成的栓剂溶解速率快

B. 常用作阴道栓剂的基质

C. 有很好的弹性，不易折断

D. 不宜与重金属盐、鞣质类配伍

9. 栓剂制备中，宜用液状石蜡作润滑剂的是（　　　）。

A. 甘油明胶　　　　　　　　　　　B. 可可豆脂

C. 半合成椰子油酯　　　　　　　　D. 半合成山苍子油酯

10. 栓剂处方中的添加剂不包括（　　　）。

A. 硬化剂　　　B. 防腐剂　　　C. 润滑剂　　　D. 吸收促进剂

11. 水溶性基质和油脂性基质栓剂均适用的制备方法是（　　　）。

A. 搓捏法　　　B. 冷压法　　　C. 热熔法　　　D. 乳化法

12. 关于栓剂置换价的表述，正确的是（　　　）。

A. 同体积不同基质的重量之比值

B. 同体积不同主药的重量之比值

C. 药物的重量与同体积基质重量之比值

D. 主药的体积与同重量基质体积之比值

13. 某鞣酸栓，每粒含鞣酸0.2g，空白栓重2g，已知鞣酸的 $f=1.6$，则每粒鞣酸栓所需可可豆油为（　　　）。

A. 1.715g　　　B. 1.800g　　　C. 1.875g　　　D. 1.687g

14. 栓剂质量检查的项目不包括（　　　）。

A. 重量差异检查　　　　　　　　　B. 融变时限测定

C. 药物溶出速率与吸收试验　　　　D. 稠度检查

15. 栓剂质量评定中与生物利用度关系最密切的是（　　　）。

A. 融变时限　　　　　　　　　　　B. 重量差异

C. 体外溶出试验　　　　　　　　　D. 体内吸收试验

（二）配伍选择题

[1～5题]

A. 氮酮　　B. 卡波普　　C. 可可豆脂　　D. 甘油明胶　　E. 硬脂酸

1. 硬化剂（　　　）。

2. 吸收促进剂（　　）。

3. 水溶性栓剂基质（　　）。

4. 油脂性栓剂基质（　　）。

5. 凝胶剂基质（　　）。

[6～10题]

    A. 水溶性栓剂基质　　　B. 油溶性栓剂基质

    C. 水溶性软膏基质　　　D. 油溶性软膏基质

    E. 乳膏基质

6. PEG400 与 PEG4000 形成的半固体混合物为（　　）。

7. PEG400 与 PEG4000 形成的固体混合物为（　　）。

8. 羊毛脂吸水后可形成（　　）。

9. 半合成脂肪酸酯为（　　）。

10. 凡士林为（　　）。

（三）比较选择题

[1～5题]

    A. 阴道栓　　　B. 肛门栓　　　C. 两者均是　　　D. 两者均不是

1. 常用鱼雷形的是（　　）。

2. 常用鸭嘴形的是（　　）。

3. 常用于全身治疗作用的是（　　）。

4. 由药物与基质组成的是（　　）。

5. 有无菌要求的是（　　）。

（四）多项选择题

1. 栓剂的特点有（　　）。

    A. 药物不受胃肠 pH 或酶的破坏　　　B. 避免药物对胃黏膜的刺激

    C. 大部分药物不受肝脏代谢　　　D. 适用于不愿口服给药的患者

2. 栓剂按应用途径主要可分为两类，即（　　）。

    A. 直肠栓　　　　　　　　　　B. 鼻用栓

    C. 阴道栓　　　　　　　　　　D. 尿道栓

3. 对栓剂基质的要求有（　　）。

    A. 在室温下易软化、熔化或溶解　　　B. 与主药无配伍禁忌

    C. 对黏膜无刺激　　　　　　　　　　D. 在体温下易软化、熔化或溶解

4. 栓剂基质按性质不同有（　　）。

    A. 油脂性基质　　　　　　　　B. 水溶性基质

    C. 乳剂基质　　　　　　　　　D. 亲水性基质

5. 全身作用栓剂的基质选用，一般原则是（　　）。

    A. 亲水性药物选择亲水性基质　　　B. 亲水性药物选择油溶性基质

C. 油溶性药物选择油溶性基质　　　D. 油溶性药物选择亲水性基质

6. 关于可可豆脂的叙述，正确的是（　　）。

A. 可可豆脂为天然固体脂肪

B. 具多晶型现象，制备栓剂时宜选用最稳定的 β 型

C. 用可可豆脂作栓剂基质时，宜用液体石蜡作润滑剂

D. 可可豆脂制备栓剂时应逐渐加热升温，以减少晶型的转化

7. 有关栓剂的叙述中，正确的是（　　）。

A. 栓剂制备方法有冷压法、热熔法和乳化法

B. 用置换价可以计算栓剂基质用量

C. 油溶性基质栓剂应在 30min 内全部融化、软化或触压时无硬心

D. 水溶性基质栓剂应在 30min 内全部溶解

8. 影响栓剂中药物吸收的因素包括（　　）。

A. 生理因素　　　　　　　　　　B. 药物因素

C. 基质因素　　　　　　　　　　D. 外界因素

9. 栓剂在直肠的吸收途径有（　　）。

A. 直肠下静脉和肛门静脉→髂内静脉→下腔静脉→大循环

B. 直肠淋巴系统

C. 直肠下静脉和肛门静脉→肝脏→大循环

D. 直肠上静脉→门静脉→肝脏→大循环

10. 栓剂应进行（　　）等质量评价。

A. 主药含量　　　　　　　　　　B. 融变时限

C. 无菌　　　　　　　　　　　　D. 重（装）量差异

二、填空题

1. 栓剂是由_____和_____制成的供_____的固体制剂，其中基质既是药物的_____又是栓剂的_____。

2. 常用的栓剂一般分为_____、_____两类，其中起全身作用的主要是_____。不同腔道应用的栓剂应有适宜的形状，以鱼雷形应用较好的是_____；以鸭嘴形应用较好的是_____。

3. 全身作用栓剂一般要求在体内_____，一般应根据药物性质选择与药物溶解性_____的基质。为了提高药物在基质中的均匀性，可将药物_____或者_____再与基质混合。

4. 栓剂的制备方法有_____、_____、_____三种。其中不同类型基质均适用的方法是_____。

5.《中国药典》2015 年版规定，栓剂应作融变时限检查，脂肪性基质栓剂应在_____内全部融化、软化或触压时无硬心；水溶性基质栓剂应在_____内全部溶解。

三、问答题

1. 名词解释：栓剂、置换价
2. 简述栓剂直肠吸收的途径。
3. 全身作用栓剂与口服制剂相比，应用有何优点？
4. 理想的栓剂基质应符合哪些要求？
5. 栓剂应进行哪些质量项目检查？
6. 醋酸洗必泰栓

   处方：

醋酸洗必泰	0.1g
吐温-80	0.4g
冰片	0.005g
乙醇	0.5g
甘油	12g
明胶	5.4g
蒸馏水	加至 40g

制法：明胶置于小烧杯中，加水 40ml，浸泡约 30min，使之膨胀变软，再加甘油在水浴上加热使明胶溶解，继续加热使重量达 36～40g 为止。取醋酸洗必泰、吐温-80 混匀，另将冰片溶于乙醇中，在搅拌下与药液混匀，再加到甘油明胶溶液中，浇模，冷却，削平，即得。

(1) 分析处方中各成分的作用。

(2) 本栓剂为阴道栓，宜选用哪种类型栓模？脱模剂用什么？

(3) 本栓剂所用的是哪种制法？简述其操作要点。

第十二章 气雾剂

本章学习提示

气雾剂按用途有外用、吸入和空间消毒用三类，重点在吸入气雾剂。学习时着重如下几方面：

1. 气雾剂的概念、特点、吸入气雾剂的吸收原理，理解按分散系统和相组成对气雾剂的分类及二者间的对应关系。

2. 气雾剂的剂型组成，不同类型分散系统的气雾剂（溶液型、混悬型和乳剂型）中药物与抛射剂的关系，附加剂的选用；理解抛射剂的作用（既为药物的喷射动力，也是药物的溶剂或分散剂）、应用品种与应用特点；熟悉阀门系统和耐压容器的要求和种类。

3. 在理解气雾剂剂型组成的基础上学习其制备方法，理解不同类型分散系统的气雾剂中药物的处理要求，根据气雾剂的用途会选择抛射剂品种与用量。

4. 理解 2015 年版《中国药典》中定量气雾剂与非定量气雾剂不同的质量评价项目。

一、选择题

（一）单项选择题

1. 对气雾剂特点的叙述，错误的是（   ）。

    A. 使用方便，可避免药物对胃肠刺激

    B. 成本低，有内压，遇热和受撞击可能发生爆炸

    C. 可用定量阀门准确控制剂量

    D. 不易被微生物污染

2. 吸入气雾剂中药物的主要吸收部位在（   ）。

    A. 气管   B. 咽喉

    C. 鼻黏膜   D. 肺泡

3. 吸入气雾剂的药物微粒，大多应为（   ）。

    A. $10\sim50\mu m$ B. $5\sim10\mu m$ C. 小于 $5\mu m$ D. 小于 $0.5\mu m$

4. 关于吸入气雾剂速效的原因，表述错误的是（   ）。

    A. 肺泡数量多，吸收表面积大

    B. 患者采取主动吸入的方式

    C. 肺部的血流量大

D. 肺泡囊紧靠着致密的毛细血管网

5. 对抛射剂要求的叙述,错误的是 (　　)。

　　A. 在常压下沸点低于室温

　　B. 在常温下蒸气压低于大气压

　　C. 兼有溶剂的作用

　　D. 无毒、无致敏性、无刺激性

6. 目前常用的药用抛射剂是 (　　)。

　　A. 惰性气体　　　　　　　　　B. 低级烷烃

　　C. 氟氯烷烃　　　　　　　　　D. 氢氟烷烃

7. 关于气雾剂的叙述,错误的是 (　　)。

　　A. 可以是溶液型、混悬型和乳剂型

　　B. 不能加防腐剂、抗氧剂

　　C. 抛射剂的类型、用量均与喷出雾滴大小有关

　　D. 吸入气雾剂可避免药物首过效应

8. 对乳剂型气雾剂的叙述,错误的是 (　　)。

　　A. 乳剂型气雾剂为三相气雾剂

　　B. 乳剂中的油相是抛射剂,水相是药物的水溶液

　　C. 抛射剂为外相时,可喷出稳定的泡沫

　　D. 乳剂型气雾剂常用于阴道起局部作用

9. 对溶液型气雾剂的叙述,错误的是 (　　)。

　　A. 溶液型气雾剂为单相气雾剂

　　B. 常加入潜溶剂帮助药物溶解

　　C. 使用时以细雾滴状喷出

　　D. 抛射剂的比例大,喷出的雾滴小

10. 对混悬型气雾剂的叙述,错误的是 (　　)。

　　A. 药物应微粉化,粒度不超过 $10\mu m$

　　B. 含水量应在 0.03% 以下

　　C. 选用的抛射剂对药物的溶解度应较大

　　D. 应调节抛射剂的密度,使其尽量与药物密度相等

(二)配伍选择题

[1~5题]

　　A. 溶液型气雾剂　　B. 混悬型气雾剂　　C. 乳剂型气雾剂

　　D. 吸入粉雾剂　　　E. 喷雾剂

1. 含表面活性剂并能产生持久泡沫的是 (　　)。

2. 含潜溶剂,喷出物为细雾滴的是 (　　)。

3. 药物以 $10\mu m$ 以下的质点分散在抛射剂中的是 (　　)。

4. 采用手动泵的压力将内容物以雾状物喷出使用的是 (　　)。

5. 采用特制的干粉吸入装置，患者主动吸入雾化药物的是（   ）。

（三）比较选择题

[1～5题]

　　A. 吸入气雾剂　　B. 非吸入气雾剂　　C. 两者均是　　D. 两者均不是

1. 起局部作用的是（   ）。

2. 起全身作用的是（   ）。

3. 含抛射剂的是（   ）。

4. 检查喷出总量和喷射速率的是（   ）。

5. 检查每瓶总揿次和每揿主药含量的是（   ）。

（四）多项选择题

1. 气雾剂由（   ）组成。

　　A. 药物与附加剂　　　　　　　　B. 抛射剂

　　C. 耐压容器　　　　　　　　　　D. 阀门系统

2. 抛射剂的作用是（   ）。

　　A. 药物的溶剂　　　　　　　　　B. 药物的稳定剂

　　C. 喷射药物的动力　　　　　　　D. 使药物成气体

3. 不含抛射剂的剂型是（   ）。

　　A. 空间消毒气雾剂　　　　　　　B. 吸入粉雾剂

　　C. 喷雾剂　　　　　　　　　　　D. 皮肤用气雾剂

4. 对气雾剂的叙述，正确的是（   ）。

　　A. 混悬气雾剂中常加入表面活性剂帮助分散

　　B. 泡沫气雾剂是乳剂型气雾剂，抛射剂是内相，药物是外相

　　C. 抛射剂填充方法有压灌法和冷灌法

　　D. 气雾剂按用途可分为吸入气雾剂、皮肤黏膜用气雾剂和空间消毒用气雾剂

5. 2015 年版《中国药典》规定的气雾剂的检测项目有（   ）。

　　A. 每揿喷量　　　　　　　　　　B. 每揿主药含量

　　C. 每瓶总揿次　　　　　　　　　D. 喷出总量和喷射速率

二、填空题

1. 气雾剂按相组成可分为_____、_____。按用途分为_____、_____、_____。

2. 气雾剂由_____与_____、_____、_____和_____组成。

3. 抛射剂既是药物的_____，又是气雾剂喷射药物的_____。

4. 吸入气雾剂的药物应能溶解于_____中，雾滴大小应控制在_____以下，大多数应为_____以下，并对呼吸道无_____。

5. 常用抛射剂中，_____类，因其_____现已禁止使用，目前最常用的是_____类。抛射剂可混合使用以调节适合的_____。

6. 气雾剂按阀门系统装置的不同分为_____、_____。吸入气雾剂需制成_____。

三、问答题

1. 什么是气雾剂？有何特点？
2. 抛射剂有何作用？常用的有哪些？
3. 简述气雾剂的制备工艺流程。
4. 《中国药典》2015 年版规定气雾剂应做哪些质量项目检查？

第十三章　膜剂与涂膜剂

本章学习提示

　　膜剂与涂膜剂是两种不同形态的制剂，膜剂具有多种给药途径，而涂膜剂只能外用，二者的处方组成也不同，学习时要注意比较。学习的重点是膜剂和涂膜剂的概念、特点，膜剂的分类；膜剂和涂膜剂中常用成膜材料及应用特点，特别是PVA的特性、附加剂的选用，能进行膜剂的处方分析；熟悉膜剂和涂膜剂的制备方法，膜剂各种制法的原理、适用性，匀浆制膜法的工艺过程和操作要点，能运用其制备膜剂，能按其质量要求评价和控制其质量。

一、选择题

（一）单项选择题

1. 有关膜剂的说法，错误的是（　　）。
   A. 制备膜剂时需将药物与成膜材料用挥发性有机溶剂溶解
   B. 膜剂按结构分为单层膜、多层膜和夹心膜
   C. 外用膜剂用于局部治疗也可起全身作用
   D. 通常膜剂厚度不超过1mm，载药量有限

2. 膜剂由药物和（　　）组成。
   A. 基质　　　　　　B. 乳化剂　　　　　　C. 成膜材料　　　　　D. 赋形剂

3. 对成膜材料的要求不应包括（　　）。
   A. 成膜、脱膜性能好
   B. 成膜后有足够的强度和韧性
   C. 性质稳定，不降低药物的活性
   D. 应具有很好的水溶性

4. 膜剂最佳成膜材料是（　　）。
   A. PVA　　　　　　B. PVP　　　　　　C. CAP　　　　　　D. 明胶

5. 关于膜材的表述，错误的是（　　）。
   A. PVA与EVA均为天然膜材
   B. PVA醇解度为88%时水溶性最好
   C. PVA对眼黏膜无刺激性，可制成眼用膜剂
   D. EVA为水不溶性膜材，常用于复合膜的控释膜

6. 甘油在膜剂中的主要作用是（　　）。

A. 润滑剂 　　　　B. 增稠剂 　　　　C. 增塑剂 　　　　D. 保湿剂

7. 膜剂常用的制备方法是（　　　）。

　　A. 涂膜法 　　　　B. 喷雾干燥法 　　　　C. 模压法 　　　　D. 滚压法

8. 有关涂膜剂的叙述，错误的是（　　　）。

　　A. 涂膜剂系用高分子材料为载体所制得的薄膜状制剂

　　B. 涂膜剂的处方组成为药物、成膜材料及挥发性溶剂

　　C. 涂膜剂是硬膏剂、火棉胶基础上发展起来的新剂型

　　D. 涂膜剂只能外用

9. 涂膜剂的膜材常用的是（　　　）。

　　A. 聚乙烯醇缩甲乙醛 　　　　　　　　　B. 乙酸乙酯

　　C. 邻苯二甲酸二甲酯 　　　　　　　　　D. 山梨醇

10. 膜剂的质量检测项目不包括（　　　）。

　　A. 重量差异 　　　　　　　　　　　　　B. 主药含量

　　C. 崩解度 　　　　　　　　　　　　　　D. 含量均匀度

（二）多项选择题

1. 膜剂的优点是（　　　）。

　　A. 含量准确

　　B. 可以控制药物的释放

　　C. 制备简单

　　D. 成膜材料用量少

2. 作为成膜材料，应具备良好的（　　　）。

　　A. 流动性 　　　　B. 成膜性 　　　　C. 膨胀性 　　　　D. 脱膜性

3. 膜剂的给药途径有（　　　）。

　　A. 口服 　　　　B. 口含 　　　　C. 眼用 　　　　D. 皮肤

4. 膜剂的处方组成可包括（　　　）。

　　A. 成膜材料 　　　　B. 增塑剂 　　　　C. 着色剂 　　　　D. 脱膜剂

5. PVA 国内常用的规格有（　　　）。

　　A. 04-88 　　　　B. 05-88 　　　　C. 17-88 　　　　D. 05-68

6. PVA 的水溶性由（　　　）决定。

　　A. 分子量 　　　　B. 溶解度 　　　　C. 醇解度 　　　　D. 熔点

7. 下列属于天然膜材的是（　　　）。

　　A. 明胶 　　　　B. PVA 　　　　C. 琼脂 　　　　D. 阿拉伯胶

8. 涂膜剂的特点包括（　　　）。

　　A. 不用裱背材料，使用方便

　　B. 一般用于无渗出的皮炎

　　C. 体积小，便于携带、运输和贮存

　　D. 制备工艺简单

二、填空题

1. 膜剂是由_____和_____组成的供内服或外用的_____制剂；涂膜剂是由_____、_____、_____组成的仅供外用的_____制剂。

2. 作为成膜材料必须具有良好的_____性、_____性。

3. 最常用的水溶性成膜材料是_____，其水溶性由_____和_____决定。

4. 根据结构类型，膜剂可分为_____、_____、_____三类，其中起缓控释作用的是_____和_____。

5. 膜剂的制法有_____、_____、_____三种。

三、问答题

1. 简述膜剂与涂膜剂的异同点。

2. 理想的成膜材料应符合哪些条件？PVA 作为膜材有何特点？

3. 膜剂的制备方法有哪几种？简述匀浆制膜法的工艺流程。

4. 2015 年版《中国药典》规定的膜剂的质量检测项目有哪些？

第十四章 药物制剂新技术和新剂型

本章学习提示

　　药物制剂新技术包括固体分散技术、包合技术和微粒分散系统的制备技术。学习重点是：

　　1. 熟悉难溶性药物增加溶解技术，重点是增溶和微粉化技术。

　　2. 熟悉固体分散体的概念、应用特点，常用固体分散体的载体材料，固体分散体的制备原理与方法。

　　3. 熟悉包合物的概念、应用特点，包合物的常用材料，环糊精的应用特点，包合物的制备方法。

　　4. 熟悉微粒分散系统的制备方法，包括自微乳给药系统、脂质体、微球、微囊等技术，熟悉其概念、机制、分类、制备方法。

　　药物新剂型包括缓控释制剂、经皮给药制剂、靶向制剂、植入剂、原位凝胶给药系统和生物技术药制剂等。学习重点是：

　　1. 熟悉缓控释制剂的概念、作用特点，缓控释制剂的设计原理和常用类型，常用缓控释辅料及制备工艺。

　　2. 熟悉经皮吸收制剂的概念、特点，各种类型经皮吸收制剂的结构组成，渗透促进剂的分类及应用，在认识皮肤基本结构的基础上理解经皮吸收的原理和经皮吸收制剂的质量评价。

　　3. 熟悉靶向制剂的概念、特点和分类，重点是脂质体的概念、特点、组成及制备方法。

　　4. 熟悉植入剂的概念、释药机制和制备方法，重点是植入剂的释药机制和制备方法。

　　5. 熟悉原位凝胶的概念、形成机制、分类及体内外评价方法，重点是原位凝胶的概念和形成机制。

　　6. 熟悉生物技术药的概念，理解其性质特点（稳定性差、口服制剂中药物生物利用度低），目前主要的应用剂型及新的给药途径。

一、选择题

（一）单项选择题

1. 难溶性药物微粉化后，可以（　　　）。

　　A. 增加溶解度　　　　　　　　　　　　B. 增加溶解速率

C. 增加药物稳定性　　　　　　　　D. 使药物具缓释性

2. 下列关于固体分散体的叙述，错误的是（　　　）。

A. 药物在固态溶液中是以分子状态分散的

B. 共沉淀物中的药物是以稳定晶型存在的

C. 药物在简单低共熔混合物中仅以较细微的晶体形式分散于载体中

D. 固体分散体可以促进药物溶出

3. 应用固体分散技术制备的剂型是（　　　）。

A. 散剂　　　　　　B. 微囊　　　　　　C. 微丸　　　　　　D. 滴丸

4. 有关环糊精的叙述，错误的是（　　　）。

A. 环糊精是由环糊精葡萄糖转位酶作用于淀粉后形成的产物

B. 是由 6～12 个 D-葡萄糖分子结合而成的环状低聚糖化合物

C. 结构为中空圆筒形

D. 以 β-环糊精溶解度最大，所以最为常用

5. 下列关于 β-CD 包合物的优点，表述不正确的是（　　　）。

A. 增大药物的溶解度　　　　　　B. 提高药物的稳定性

C. 使液态药物粉末化　　　　　　D. 使药物具靶向性

6. β-环糊精与挥发油制成的固体粉末为（　　　）。

A. 物理混合物　　B. 包合物　　　　C. 固体分散体　　　D. 微球

7. 不是脂质体特点的是（　　　）。

A. 能选择性地分布于某些组织和器官

B. 延长药效

C. 具有类细胞膜结构，有细胞亲和性

D. 毒性大，使用受限制

8. 微囊与胶囊剂相比，特殊之处在于（　　　）。

A. 可使液体药物粉末化　　　　　　B. 增加药物稳定性

C. 提高生物利用度　　　　　　　　D. 药物释放延缓

9. 利用亲水胶体的盐析作用而析出微囊的是（　　　）。

A. 单凝聚法　　　B. 复凝聚法　　　C. 溶剂-非溶剂法　　D. 界面缩聚法

10. 纳米乳、微球、纳米粒、脂质体依次所对应的英文名称是（　　　）。

A. nanoemulsion，nanoparticle，liposome，microsphere

B. microsphere，nanoemulsion，liposome，nanoparticle

C. nanoemulsion，nanoparticle，liposome，microsphere

D. nanoemulsion，microsphere，nanoparticle，liposome

11. 下列促进药物经皮吸收的几种方法中，不属于制剂学手段的是（　　　）。

A. 新型脂质体，如传递体、醇质体等

B. 纳米乳

C. 纳米粒

D. 离子导入

12. DDS 代表（　　）。
 A. 药物传递系统　　　　　　　　　B. 透皮给药系统
 C. 多剂量给药系统　　　　　　　　D. 靶向制剂
13. TTS 代表（　　）。
 A. 药物传递系统　　　　　　　　　B. 透皮给药系统
 C. 多剂量给药系统　　　　　　　　D. 靶向制剂
14. 关于缓释制剂的特点，表述错误的是（　　）。
 A. 可减少用药次数　　　　　　　　B. 缓释制剂中血药浓度比普通制剂高
 C. 血药浓度平稳　　　　　　　　　D. 不适宜于半衰期很短的药物
15. 关于缓控释制剂的叙述，错误的是（　　）。
 A. 任何药物都可用适当的手段制备成缓释制剂
 B. 用脂肪、蜡类等物质可制成溶蚀性骨架片
 C. 青霉素普鲁卡因的疗效比青霉素钾的疗效显著延长，是由于青霉素普鲁卡因的溶解度比青霉素钾的溶解度小
 D. 缓释制剂可克服普通制剂给药的峰谷现象
16. 渗透泵片控释的原理是（　　）。
 A. 减慢药物的溶出
 B. 片外渗透压大于片内，将片内药物压出
 C. 片内渗透压大于片外，将药物从细孔压出
 D. 片外有控释膜，使药物恒速释出
17. 不是以减小扩散速率为主要原理的制备缓控释制剂工艺是（　　）。
 A. 包衣　　　　　　　　　　　　　B. 微囊化
 C. 植入剂　　　　　　　　　　　　D. 胃内滞留型片剂
18. 亲水凝胶缓控释骨架片的材料是（　　）。
 A. 海藻酸钠　　　B. 聚氯乙烯　　　C. 硬脂醇　　　　D. 蜡类
19. 一般认为每日剂量大于 5mg 的药物不宜制成（　　）。
 A. 注射剂　　　　B. 缓控释制剂　　C. 栓剂　　　　　D. 透皮吸收制剂
20. 药物透皮吸收是指（　　）。
 A. 药物通过表皮到达深层组织
 B. 药物主要通过毛囊和皮脂腺到达体内
 C. 药物在用药表皮部位发挥作用
 D. 药物通过表皮，被毛细血管和淋巴吸收进入体循环
21. 透皮吸收制剂中加入"Azone"的目的是（　　）。
 A. 增加塑性　　　　　　　　　　　B. 起分散作用
 C. 促进主药吸收　　　　　　　　　D. 增加主药的稳定性
22. 不属于靶向制剂的是（　　）。
 A. 纳米囊　　　　B. 微球　　　　　C. 环糊精包合物　　D. 脂质体
23. 下列制剂技术（或剂型）静脉注射没有靶向性的是（　　）。

A. 纳米粒   B. 乳剂
C. 小分子溶液型注射剂   D. 脂质体

24. 以下属于主动靶向给药系统的是（   ）。
    A. 磁性微球   B. 免疫纳米粒
    C. 温度敏感脂质体   D. pH 敏感脂质体

25. 用抗体修饰的靶向制剂属于（   ）。
    A. 被动靶向制剂   B. 主动靶向制剂
    C. 物理靶向制剂   D. 化学靶向制剂

26. 用于心血管疾病的预防和治疗的药物，由于患者往往在凌晨时体内儿茶酚胺水平增高导致收缩压、心率增高而发生心血管疾病，因此最适合设计为（   ）。
    A. 脉冲式给药   B. 缓释制剂   C. 透皮制剂   D. 植入剂

27. 药物难以输送至脑部的原因是（   ）。
    A. 血乳屏障   B. 气血屏障   C. 血脑屏障   D. 皮肤屏障

28. 孕激素等需要设计成长效给药系统的药物最适合制成（   ）。
    A. 植入剂   B. 脂质体
    C. 亲水凝胶骨架片   D. 结肠靶向给药系统

29. 采用泊洛沙姆制成原位凝胶，其凝胶形成机制为（   ）。
    A. 温敏型   B. pH 敏感型   C. 离子敏感型   D. 光敏型

30. 环孢菌素不溶于水，口服生物利用度低且个体差异大，其口服制剂最好设计为（   ）。
    A. 自乳化软胶囊   B. 胃漂浮片
    C. 肠溶片   D. 亲水凝胶缓释片

（二）配伍选择题

［1～5题］
    A. 羟丙基甲基纤维素   B. 单硬脂酸甘油酯   C. 大豆磷脂
    D. 无毒聚氯乙烯   E. 乙基纤维素

1. 可用于制备脂质体的是（   ）。
2. 可用于制备溶蚀性骨架片的是（   ）。
3. 可用于制备不溶性骨架片的是（   ）。
4. 可用于制备亲水凝胶型骨架片的是（   ）。
5. 可用于制备膜控释片的是（   ）。

［6～10题］ 请将以下选项与透皮给药系统的结构相对应。
    A. 乙烯-醋酸乙烯共聚物   B. 药物及透皮促进剂   C. 复合铝箔膜
    D. 压敏胶   E. 塑料薄膜

6. 控释膜（   ）。
7. 黏附层（   ）。
8. 保护膜（   ）。

9. 药物库（　　）。

10. 裱背层（　　）。

（三）比较选择题

[1~5题]

A. 单凝聚法　　B. 复凝聚法　　C. 二者均是　　D. 二者均非

1. 以电介质或强亲水性非电介质为凝聚剂（　　）。

2. 利用两种具有相反电荷的高分子材料作囊材（　　）。

3. 制备好的凝聚囊需固化（　　）。

4. 属于物理机械法制备微囊（　　）。

5. 利用天然的或合成的高分子材料将固体或液体药物包裹成微小胶囊（　　）。

[6~10题]

A. 脂质体　　B. 环糊精包合物　　C. 二者均可　　D. 二者均不可

6. 能起缓释作用的是（　　）。

7. 能作静脉注射的是（　　）。

8. 能作靶向制剂的是（　　）。

9. 可用重结晶法制备的是（　　）。

10. 能提高药物稳定性的是（　　）。

（四）多项选择题

1. 可增加药物溶出速率的是（　　）。

    A. 固体分散体　　　　　　　　　B. β-环糊精包合物

    C. 脂质体　　　　　　　　　　　D. 胃内漂浮制剂

2. 环糊精包合物在药剂中常用于（　　）。

    A. 提高药物溶解度　　　　　　　B. 液体药物粉末化

    C. 提高药物稳定性　　　　　　　D. 制备靶向制剂

3. 微囊化的优点是（　　）。

    A. 延长药效　　　　　　　　　　B. 增加药物稳定性

    C. 掩盖不良臭味　　　　　　　　D. 改善药物的流动性和可压性

4. 微囊中药物的释放机理是（　　）。

    A. 透过囊壁扩散　　　　　　　　B. 囊壁溶解

    C. 囊壁降解　　　　　　　　　　D. 囊壁崩解

5. 脂质体的制法有（　　）。

    A. 超声分散法　　　　　　　　　B. 熔融法

    C. 薄膜分散法　　　　　　　　　D. 注入法

6. 长循环脂质体靶向肿瘤目前研究得比较成功，如阿霉素等药物的长循环脂质体制剂已经上市，其靶向肿瘤的原理有（　　）。

    A. 对脂质体表面采用亲水性高分子材料（如 PEG 等）修饰，减少或避免脂

质体在体内被 RES 所吞噬，从而延长其在体循环中的滞留时间

    B. 物理化学靶向

    C. 在脂质体上接上了单克隆抗体，提高对肿瘤组织的特异性，从而实现主动靶向

    D. EPR 效应，即所谓的增强的穿透与滞留效应

7. 延长药物作用时间的方法主要有（   ）。

    A. 减小药物的溶出速率   B. 减小药物的扩散速率

    C. 减小药物的粒径   D. 减小液体制剂的黏度

8. 不宜制成长效制剂的药物是（   ）。

    A. 生物半衰期小于 1h 或大于 24h 药物

    B. 药效强烈药物

    C. 一次剂量很大（大于 1g）药物

    D. 溶解度很小，吸收无规律的药物

9. 减少药物溶出，可通过（   ）。

    A. 控制难溶性药物粒径

    B. 将药物溶于植物油中制成油溶液型注射剂

    C. 将药物包裹于疏水性溶蚀性骨架中，制成适宜剂型

    D. 将药物包裹于亲水性胶体骨架中，制成适宜剂型

10. 常见的膜控释制剂有（   ）。

    A. 胃内漂浮片   B. 眼用控释膜

    C. 微孔膜包衣   D. 皮肤用控释制剂

11. 减少药物扩散速率，可以通过（   ）。

    A. 包衣   B. 制成骨架片

    C. 制成药树脂   D. 水溶液性药物制成 W/O 型乳剂

12. 透皮给药系统常由（   ）组成

    A. 裱背层   B. 药物贮库   C. 控释膜   D. 黏附层

13. 透皮给药系统的优点是（   ）。

    A. 可避免口服给药可能发生的首过效应

    B. 延长作用时间，减少服药次数，改善患者用药顺应性

    C. 可避免口服药物在胃肠内失活

    D. 患者可自行给药，随时终止用药

14. 属于主动靶向制剂的是（   ）。

    A. 固体分散体   B. 修饰乳剂

    C. 免疫纳米囊   D. 微囊

15. 靶向给药乳剂中，O/W 型乳剂静脉给药后指向的靶点主要是（   ）。

    A. 心脏   B. 炎症部位   C. 肺   D. 肝

16. 不是被动靶向制剂的是（   ）。

    A. 静脉乳剂   B. 免疫脂质体

C. 前体药物　　　　　　　　　　　D. 热敏感脂质体

二、填空题

1. 药物生物利用度受药物_____和_____共同影响，前者是保证生物利用度的前提条件。

2. 固体分散体中药物的存在状态有_____、_____、_____、_____、_____。

3. 固体分散体的载体有_____、_____和_____三大类。几种载体可联合应用，以达_____或_____效果。

4. 将固体或液体药物包裹形成药库型微型胶囊的技术，称为_____，简称_____。将药物溶解或分散在高分子基质中形成微小球状实体的固体骨架物，称为_____。

5. 静注的乳剂乳滴在_____时，被肝、脾、肺和骨的单核-巨噬细胞系统清除。_____时，可被毛细血管摄取，其中_____粒径的乳剂可被肺机械性滤取。

6. 自乳化给药系统处方组成由药物、_____和_____组成。

7. 制备脂质体的最常用材料是_____、_____。脂质体常作为_____药物、_____药物、_____药物、_____药物的载体应用。

8. 半衰期小于_____或大于_____的药物不适合制成缓释、控释制剂。

9. 缓释、控释制剂的释药原理有_____、_____、_____、_____和_____。

10. 渗透泵片由药物、_____、_____和_____组成。影响渗透泵片释药的三个关键因素是_____、_____、_____。

11. 骨架片包括_____、_____和_____三类。

12. 生物黏附片系指用_____为辅料制备的并通过口腔、鼻腔、眼眶、阴道及胃肠道特定区域的_____吸收药物达到治疗目的的片状制剂。

13. 膜控释制剂主要用于_____性药物，用适宜的包衣液包衣达到缓控释目的。包衣液由衣材、_____和溶剂组成，根据需要还可加入_____、着色剂、抗黏剂、避光剂等，由于有机溶剂不安全，有毒，易产生污染，目前多用水分散体包衣。水分散体具有_____、_____、_____、_____、_____等特点。

14. TDDS 指的是_____。

15. 药物透皮吸收有两条途径：主要途径是_____，其次是_____，它是离子型药物透皮吸收的主要通道。

16. 透皮吸收促进剂的种类有表面活性剂、_____、_____、_____、_____。

17. 透皮吸收制剂可分为_____、_____、_____、_____四类。

18. 微贮库型经皮给药系统兼具_____和_____的特点。

19. 压敏胶指_____，常用有_____、_____、_____三类。

20. 药物的靶向按到达的部位可以分为三级，第一级指到达特定的_____，第二级指到达特定的_____，第三级指到达_____。

　　21. 靶向制剂按作用方式可分为_____、_____、_____三类，脂质体属于_____，前体药物属于_____，磁性微球属于_____。

　　22. 目前研究和开发的生物技术药物制剂均属于_____与_____药物制剂。

　　23. 多肽及蛋白质类药物非注射途径给药的方式主要有口服、口腔、_____、_____、_____和_____。

　　24. 多肽及蛋白质类药物注射途径新的给药系统有_____和_____。

三、问答题

　　1. 什么是固体分散体？有何特点？常用制备方法有哪些？

　　2. 简述固体分散体速效作用的原理。

　　3. 什么是包合物？常用包合材料是什么？有何特点？

　　4. 比较微球与微囊、纳米囊与纳米球的异同（含义、特点）。

　　5. 什么是脂质体？其应用有何特点？

　　6. 当前，抗肿瘤药物的靶向给药系统（如脂质体）研究得比较成功，请简述长循环脂质体靶向肿瘤组织的原理。

　　7. 药物微囊化有何特点？微囊的制备方法有哪些？

　　8. 比较单凝聚法和复凝聚法制备微囊的原理。

　　9. 简述缓释制剂、控释制剂的异同。

　　10. 制备缓、控释制剂的药物应符合什么条件？

　　11. 简述缓、控释制剂设计的原理及主要方法。

　　12. 什么是经皮吸收制剂？其应用有何特点？

　　13. 简述影响药物透皮吸收的因素。

　　14. 什么是靶向制剂？研究靶向制剂的意义是什么？

　　15. 环孢菌素水溶性差，其普通胶囊制剂口服生物利用度低且个体差异大，请你利用所学的药物新剂型与制剂新技术知识，为环孢菌素设计一种新型制剂，以解决其普通口服制剂的上述问题（需简述设计思路以及所设计的新制剂的制备方法）。

　　16. 处方：顺铂 0.02g，注射用大豆磷脂 0.20g，普朗尼克 F-68 0.20g，吐温-80 0.05g，单硬脂酸甘油酯 0.5g，注射用水加至 20mL。

　　制备工艺：将单硬脂酸甘油酯溶于 5mL 无水乙醇中，加热到 80℃ 使其溶解，加入顺铂、大豆磷脂、吐温-80，构成油相。将普朗尼克 F-68 溶于 5mL 蒸馏水中，加热到 80℃，使之完全分散，构成水相。在 1000r/min 搅拌下，将油相逐滴加入到水相中，保持温度 80℃，继续搅拌 20min，得到透明状微乳。搅拌下将微乳快速倒入 2～4℃ 冷水中［初乳与冷水比例为（1∶2）～（1∶4）］，继续搅拌 20min，经探头超声分散 5min，0.45μm 微孔滤膜过滤，灭菌分装，即得。回答下列问题：

　　（1）根据处方和工艺，你认为这是一个采用什么方法制备的什么剂型？

（2）分析处方中各成分的作用。

（3）工艺中有一个制备微乳的过渡阶段，请问微乳（纳米乳）与普通乳剂有什么不同？

17. 多肽类、蛋白质类药物口服及注射途径给药时存在的问题分别是什么？

第十五章　生物药剂学

本章学习提示

　　生物药剂学是药剂学的分支学科，对正确评价制剂质量、设计合理剂型和生产工艺及指导临床合理用药等有着重要作用。学习重点是理解生物药剂学、体内过程、吸收、分布、代谢、排泄等概念；制剂的药效与体内过程的关系，制剂中药物的吸收机制，剂型因素、生物因素与药效间的关系，尤其是药物脂溶性、制剂中药物的溶出速率、药物的晶型粒径、剂型、制剂中辅料及制剂生产工艺等对药效的影响；生物利用度是评价制剂内在质量的主要指标，应明确其含义和参数，测定生物利用度的目的、意义和方法，会计算生物利用度，明确生物利用度测定与制剂生物等效性评价的关系。

一、选择题

（一）单项选择题

1. 正确论述生物药剂学研究内容的是（　　　）。
   A. 探讨药物对机体的作用强度　　　　B. 研究药物的作用机理
   C. 研究药物在体内的情况　　　　　　D. 研究药物制剂的生产技术

2. 生物药剂学中剂型因素不包括（　　　）。
   A. 药物理化性质　　　　　　　　　　B. 用药方法
   C. 制备工艺　　　　　　　　　　　　D. 个体差异

3. 药物剂型与体内过程密切相关的是（　　　）。
   A. 吸收　　　　　B. 分布　　　　　　C. 代谢　　　　　D. 排泄

4. 大多数药物吸收的机理是（　　　）。
   A. 逆浓度差进行的消耗能量过程
   B. 消耗能量、不需要载体的高浓度向低浓度侧的移动过程
   C. 需要载体、不消耗能量的高浓度向低浓度侧的移动过程
   D. 不消耗能量、不需要载体的高浓度向低浓度侧的移动过程

5. 影响药物吸收的因素中，表述错误的是（　　　）。
   A. 解离药物的浓度越大，越易吸收
   B. 脂溶性较大的药物易于吸收
   C. 药物水溶性越大，越易溶出，有利于吸收
   D. 药物粒径越小，越易溶出，有利于吸收

6. 药物胃肠道的主要及特异性吸收部位是（　　　）。

    A. 胃　　　　　　B. 小肠　　　　　　C. 结肠　　　　　　D. 直肠

7. 下列给药途径中，除（　　　）外均需经过吸收过程。

    A. 口服给药　　　B. 肌内注射　　　　C. 静脉注射　　　　D. 直肠给药

8. 弱酸性药物在胃中吸收较好的原因是（　　　）。

    A. 弱酸性药物在胃中主要以未解离型形式存在

    B. 弱酸性药物在胃中主要以解离型形式存在

    C. 弱酸性药物在胃中溶解度增大溶出速率快

    D. 弱酸性药物在胃中稳定性好

9. 同一种药物的口服剂型，吸收最快的是（　　　）。

    A. 片剂　　　　　B. 散剂　　　　　　C. 溶液剂　　　　　D. 混悬剂

10. 能避免首过作用的剂型是（　　　）。

    A. 骨架片　　　　B. 包合物　　　　　C. 软胶囊　　　　　D. 栓剂

11. 血液中能向各组织器官运转分布的药物形式为（　　　）。

    A. 药物-血浆蛋白结合物　　　　　　B. 游离型药物

    C. 药物-组织结合物　　　　　　　　D. 离子型药物

12. 对药物表观分布容积的叙述，正确的是（　　　）。

    A. 表观分布容积表明药物在体内分布的实际容积

    B. 表观分布容积不可能超过体液量

    C. 表观分布容积具有生理学意义

    D. 表观分布容积越大，表明药物在体内分布越广

13. 药物的血浆蛋白结合率很高，该药物（　　　）。

    A. 半衰期短　　　　　　　　　　　　B. 半衰期长

    C. 表观分布容积大　　　　　　　　　D. 表观分布容积小

14. 体内药物主要经（　　　）排泄。

    A. 肾　　　　　　B. 小肠　　　　　　C. 大肠　　　　　　D. 肝

15. 体内药物主要经（　　　）代谢。

    A. 胃　　　　　　B. 小肠　　　　　　C. 大肠　　　　　　D. 肝

16. 药物生物半衰期指的是（　　　）。

    A. 药效下降一半所需要的时间

    B. 吸收一半所需要的时间

    C. 进入血液循环所需要的时间

    D. 血药浓度消失一半所需要的时间

17. 药物的消除速率主要决定（　　　）。

    A. 最大效应　　　　　　　　　　　　B. 不良反应的大小

    C. 作用持续时间　　　　　　　　　　D. 起效的快慢

18. 宜微粉化的药物为（　　　）。

    A. 难溶性　　　　B. 稳定性差　　　　C. 刺激性大　　　　D. 均是

19. 药物疗效主要取决于（　　　）。

    A. 生物利用度　　B. 溶出度　　　　　　C. 崩解度　　　　　　D. 细度

20. 下列有关生物利用度的叙述，正确的是（　　　）。

    A. 生物利用度是衡量制剂疗效差异的体内指标

    B. 药物微粉化均能提高生物利用度

    C. 药物水溶性越大，生物利用度越好

    D. 药物脂溶性越大，生物利用度越差

21. 根据药物的溶解度和肠道渗透性，生物药剂学分类系统（BCS）分成 4 类，其中 BCS Ⅱ 类是指（　　　）。

    A. 高溶高渗　　B. 低溶低渗　　　C. 高溶低渗　　　D. 低溶高渗

（二）配伍选择题

［1～5 题］

    A. 主动转运　　　B. 促进扩散　　　C. 吞噬　　　D. 膜孔转运　　　E. 被动转运

1. 逆浓度梯度转运的是（　　　）。

2. 需要载体，不需要消耗能量的是（　　　）。

3. 小于膜孔的药物分子通过膜孔进入细胞膜的是（　　　）。

4. 细胞摄取固体微粒的是（　　　）。

5. 不需要载体，不需要能量的是（　　　）。

［6～10 题］

    A. 消除　　　B. 代谢　　　C. 分布　　　D. 排泄　　　E. 吸收

6. 药物由血液向组织脏器转运的过程是（　　　）。

7. 药物在体内的不可逆消失过程是（　　　）。

8. 药物从一种化学结构转变为另一种化学结构的过程是（　　　）。

9. 体内原型药物或其他代谢产物排出体外的过程是（　　　）。

10. 药物从给药部位进入体循环的过程是（　　　）。

［11～15 题］

    A. 改变药物晶型　　　B. 将药物成盐　　　C. 将药物微粉化

    D. 提高药物在胃肠道中稳定性　　　E. 将药物酯化

11. 增强无味氯霉素的吸收（　　　）。

12. 改善难溶性药物的吸收（　　　）。

13. 改善青霉素的吸收（　　　）。

14. 改善红霉素的吸收（　　　）。

15. 氨苄青霉素可口服吸收（　　　）。

（三）比较选择题

［1～5 题］

    A. 药物脂溶性　　　B. 胃肠道 pH　　　C. 二者均是　　　D. 二者均不是

1. 属于剂型因素的是（　　　）。
2. 属于生理因素的是（　　　）。
3. 受药物解离度影响的是（　　　）。
4. 口服制剂药物被动吸收的影响因素是（　　　）。
5. 药物透皮吸收的影响因素是（　　　）。

（四）多项选择题

1. 生物药剂学中的剂型因素包括（　　　）。
   A. 辅料的性质及其用量　　　　　　B. 药物剂型
   C. 给药途径和方法　　　　　　　　D. 药物制备方法
2. 药物通过生物膜的方式有（　　　）。
   A. 主动转运　　B. 被动转运　　C. 促进扩散　　D. 胞饮与吞噬
3. 主动转运的特征为（　　　）。
   A. 从低浓度区向高浓度区扩散　　B. 不需要载体参加
   C. 不消耗能量　　　　　　　　　　D. 有饱和现象
   E. 有结构和部位专属性
4. 多晶型药物制剂时，常选择亚稳定晶型，原因是（　　　）。
   A. 熔点高　　　　　　　　　　　　B. 溶解度大
   C. 生物活性大　　　　　　　　　　D. 化学稳定性好
5. 赋形剂影响药物的吸收，原因是（　　　）。
   A. 赋形剂影响药物的理化性状
   B. 赋形剂可改变药物的溶出速率
   C. 赋形剂可与药物产生化学方面的作用
   D. 赋形剂可改变药物的渗透性
6. 有关表面活性剂影响药物吸收的叙述，正确的是（　　　）。
   A. 增加药物的溶解度　　　　　　　B. 改变细胞膜的通透性
   C. 增加药物分子型比例　　　　　　D. 改变药物晶型
7. 肝脏首过作用较大的药物，可选用的剂型是（　　　）。
   A. 舌下片剂　　B. 肠溶片剂　　C. 透皮给药制剂　　D. 气雾剂
8. 生物利用度的三项参数是（　　　）。
   A. AUC　　　　B. $t_{0.5}$　　　　C. T_{max}　　　　D. c_{max}
9. 对生物利用度的说法，正确的是（　　　）。
   A. 要完整表述一个生物利用度需要 AUC、T_{max} 两个参数
   B. 程度是指与标准参比制剂相比，试验制剂中被吸收药物总量的相对比值
   C. 治疗指数小的药物应测定生物利用度
   D. 生物利用度与给药剂量无关
10. 有关影响生物利用度的因素，表述正确的是（　　　）。
    A. 胃空速率加快可提高药物的生物利用度

B. 维生素 B_2 饭后服用有利于提高生物利用度

C. 胃肠液中的黏蛋白降低庆大霉素的生物利用度

D. 药物化学稳定性越好，生物利用度越高

二、填空题

1. 生物药剂学研究的内容有_____、_____、_____。

2. 药物的体内过程包括_____、_____、_____、_____、_____和_____合称为消除过程。

3. 药物在体内转运的方式有_____、_____、_____、_____。需要膜上载体帮助转运的是_____、_____。

4. 药物在胃肠道的主要吸收部位是_____，影响胃肠道吸收的生理因素有_____、_____、_____、_____；影响药物胃肠道吸收的理化因素有_____、_____、_____。

5. 大多数药物以_____转运方式通过生物膜，要求药物有较好的_____。单糖、水溶性维生素一般以_____转运方式通过生物膜。

6. 药物的溶出速率可用 Noyes-Whitney 方程表示，从该式可知影响溶出速率的因素有_____、_____、_____、_____。

7. 生物利用度的三项特征参数是_____、_____、_____。

8. 生物利用度测定方法有_____、_____、_____。

三、问答题

1. 名词解释：生物药剂学、pH 分配学说、胃空速率、表观分布容积、生物利用度、生物等效性。

2. 何谓剂型因素与生物因素？

3. 药物的脂溶性与解离度对药物通过生物膜有何影响？

4. 简述药物的体内过程与药效的关系。

5. 药物在体内有哪几种转运方式？各自有何特点？

6. 影响药物胃肠道吸收的因素有哪些？

7. 不同剂型口服制剂的吸收速率大小顺序为何？为什么？

8. 哪些药物制剂必须测定生物利用度？生物利用度与固体制剂溶出度有何关系？

9. 抗疟疾药物蒿甲醚系脂溶性药物，在水中几乎不溶。其现有口服制剂，如片剂、胶囊剂因其难溶于水可能存在生物利用度低的问题；其现有注射剂以油作为溶剂，药效发挥较慢，使其在临床快速抢救中的应用受到限制。请你根据所学的药物新剂型和制剂新技术知识，为蒿甲醚设计不少于 2 种新剂型，说明所设计的新剂型的优点，并简单介绍至少一种制剂。

第十六章　处方调剂

本章学习提示

　　处方调剂是医院药房的主要工作任务。学习本章首先要明确处方的概念、类型，医师处方的意义、内容、结构和书写要求；其次要熟悉处方的审核、调配、发药的程序和要求，了解新技术在药品调配上的应用；能进行处方调配差错的原因分析及对处方调配差错的正确处理。

一、选择题

（一）单项选择题

1. 处方中药品剂量与数量用（　　　）书写。

    A. 中文　　　　　B. 英文　　　　　C. 拉丁文　　　　　D. 阿拉伯数字

2. 一般处方限量为（　　　）。

    A. 1 日剂量　　　B. 3 日剂量　　　C. 7 日剂量　　　　D. 10 日剂量

3. 下列有关处方的叙述，正确的是（　　　）。

    A. 药剂制备与调剂的书面文件　　　　B. 用药指导说明

    C. 就医报销凭证　　　　　　　　　　D. 患者购药必须出具的凭证

4. 处方正文内容不包括（　　　）。

    A. 药品名称　　　B. 规格　　　　C. 用法用量　　　D. 签名

5. 有关处方书写的叙述，错误的是（　　　）。

    A. 药名通常用中文、英文、拉丁名书写

    B. 每一药名占一行

    C. 剂量应使用法定剂量单位

    D. 药品用法不能使用缩写体书写

6. 急诊处方印刷用纸为（　　　）。

    A. 淡黄色　　　B. 淡红色　　　　C. 淡绿色　　　　D. 淡蓝色

（二）配伍选择题

[1～4题]

　　　A. 处方　　B. 医师处方　　C. 协定处方　　D. 法定处方

1. 国家标准收载的处方（　　　）。

2. 医师与医院药剂科共同设计的处方（　　　）。

3. 提供给药剂科的有关制备和发出某种制剂的书面凭证（　　）。

4. 制剂调剂和生产的重要书面文件（　　）。

（三）多项选择题

1. 具有处方权的医师是（　　）。

    A. 执业医师   B. 主治医师   C. 主任医师   D. 助理执业医师

2. 处方用量应当严格执行国家有关规定的是（　　）。

    A. 麻醉药品   B. 精神药品   C. 毒性药品   D. 放射性药品

3. 处方组成内容包括（　　）。

    A. 处方正文   B. 处方前记   C. 签名   D. 药品价格

4. 有关处方，正确的是（　　）。

    A. 处方一律用中文或英文书写

    B. 处方医师签名式样和专用签章必须留样备查

    C. 处方内容涂改应由医师在涂改处签名

    D. 西药、中成药应分别开具处方，不可开在同一张处方上

5. 有关处方的叙述，正确的有（　　）。

    A. 制备任何一种药剂的书面文件均称为处方

    B. 医师处方具有法律、经济、技术上的意义

    C. 法定处方仅指收载于药典中的处方

    D. 协定处方指由医师和医院药剂科协商制定的处方

二、填空题

1. 处方具有_____性_____性和_____性。

2. 处方按性质分为_____、_____和_____。

3. 完整的处方包括_____、_____和_____三部分。处方头以_____标示。处方一般不超过_____用量；急诊处方一般不得超过_____用量。

4. 在处方调剂过程中，必须做到"四查十对"，四查是指_____、_____、_____和_____。

5. 按处方保存规定，急诊处方保存期限为_____年，第二类精神药品处方保存期限为_____年，麻醉药品处方保存期限为_____年。

三、问答题

1. 处方调配差错内容主要有哪些？

2. 处方调配过程中引起差错的因素主要有哪些？如何预防？

综 合 题

一、单项选择题

1. 用锅包衣法制备的制剂是（　　）。
   A. 微囊　　　　　B. 胶丸　　　　　　C. 滴丸　　　　　　D. 微丸
2. 既为软胶囊的组分，又为皮肤滋润剂的是（　　）。
   A. 乙醇　　　　　B. 甘油　　　　　　C. PEG　　　　　　D. PVP
3. 为确保使用安全，必须进行泄漏检查的制剂是（　　）。
   A. 栓剂　　　　　B. 软膏剂　　　　　C. 注射剂　　　　　D. 滴眼剂
4. 奏效速度可与静脉注射相媲美的剂型是（　　）。
   A. 栓剂　　　　　B. 软膏剂　　　　　C. 气雾剂　　　　　D. 膜剂
5. 可以增加药物溶解度的是（　　）。
   A. 改变药物结构　　　　　　　　B. 改变溶剂组成
   C. 制成包合物　　　　　　　　　D. 制成固体分散体
   E. 以上均是
6. 需作融变时限检查的剂型是（　　）。
   A. 滴丸　　　　　B. 胶丸　　　　　　C. 阴道栓　　　　　D. 软膏剂
7. PEG6000 在制剂中有多种用处，但不能作（　　）。
   A. 片剂润滑剂　　　　　　　　　B. 栓剂基质
   C. 固体分散体载体　　　　　　　D. 注射剂溶剂
8. 非药物稳定化方法的是（　　）。
   A. 包衣　　　　　　　　　　　　B. 制成包合物
   C. 微囊化　　　　　　　　　　　D. 微粉化
9. 不需要检测崩解度的剂型是（　　）。
   A. 丸剂　　　　　B. 片剂　　　　　　C. 颗粒剂　　　　　D. 胶囊剂
10. 不能掩盖药物不良臭味的剂型是（　　）。
    A. 散剂　　　　　B. 微囊片　　　　　C. 胶囊剂　　　　　D. 颗粒剂

二、配伍选择题

[1～5题] 选择下列辅料的作用。
   A. 氟利昂　　B. 可可豆脂　　C. 氮酮　　D. PVA
   E. 硬脂酸镁

1. 气雾剂中作抛射剂的为（　　　）。

2. 膜剂中作成膜材料的为（　　　）。

3. 软膏剂中作透皮促进剂的为（　　　）。

4. 片剂中作润滑剂的为（　　　）。

5. 栓剂中作基质的为（　　　）。

［6～10题］

　　A. PEG　　　B. PVA　　　C. F$_{12}$　　　D. EVA　　　E. CMC-Na

6. 作气雾剂抛射剂的为（　　　）。

7. 作水溶性成膜材料的为（　　　）。

8. 作水不溶性成膜材料的为（　　　）。

9. 既可作软膏基质又可作栓剂基质的为（　　　）。

10. 既可作片剂黏合剂又可作软膏基质的为（　　　）。

［11～15题］

　　A. 栓剂　　　B. 软膏剂　　　C. 气雾剂　　　D. 膜剂

　　E. 生物黏附片

11. 通过直肠给药可产生全身作用的制剂是（　　　）。

12. 通过皮肤给药可产生全身作用的半固体制剂是（　　　）。

13. 通过皮肤给药可产生全身作用的固体制剂是（　　　）。

14. 通过呼吸道给药可产生全身作用的制剂是（　　　）。

15. 通过黏膜给药可产生全身作用的制剂是（　　　）。

［16～20题］

　　A. pH4～9　　　B. pH小于4　　　C. pH5～9　　　D. pH6.8

　　E. pH1～3

16. 肠溶胶囊崩解度检测时人工肠液的pH为（　　　）。

17. 空腹时胃液pH为（　　　）。

18. 注射剂的pH为（　　　）。

19. 滴眼剂的pH为（　　　）。

20. 苯甲酸作为防腐剂的最佳pH为（　　　）。

［21～25题］

　　A. 脂质体　　　B. 胶丸　　　C. 微球　　　D. 滴丸　　　E. 微丸

21. 用高分子材料制成，属于被动靶向给药系统的是（　　　）。

22. 将药物包封于类脂质双分子层内形成微囊夹泡的是（　　　）。

23. 以双层滴头滴制机采用滴制法制备的是（　　　）。

24. 常用包衣材料包衣制成不同释放速率，直径小于2.5mm的小丸是（　　　）。

25. 用固体分散技术制备，具有疗效迅速、生物利用度高等特点的是（　　　）。

［26～30题］

　　A. PVP溶液　　　B. 枸橼酸钠　　　C. PEG4000　　　D. 氢氟烷烃

　　E. 丙二醇

26. 可作气雾剂中抛射剂的是（   ）。

27. 可作片剂中润滑剂的是（   ）。

28. 与水混溶可作注射剂潜溶剂的是（   ）。

29. 可作混悬剂絮凝剂的是（   ）。

30. 可作代血浆的是（   ）。

[31～35题]

    A. 甲基纤维素　　B. 柠檬酸　　C. 聚乙二醇 400　　D. 硬脂酸镁

    E. 硬脂酸钠

31. 可作润滑剂的是（   ）。

32. 可作泡腾剂成分的是（   ）。

33. 可作水性凝胶基质的是（   ）。

34. 可作注射剂中溶剂的是（   ）。

35. 可作栓剂基质的是（   ）。

三、比较选择题

[1～5题]

    A. PVP　　B. PEG　　C. 均用　　D. 均不用

1. 用作栓剂中水溶性基质的是（   ）。

2. 用作片剂黏合剂的是（   ）。

3. 用作血浆代用品的是（   ）。

4. 有防腐作用的是（   ）。

5. 用作固体分散体载体的是（   ）。

[6～10题]

    A. 滴丸　　B. 胶丸　　C. 两者均是　　D. 两者均不是

6. 用滴制法制备的是（   ）。

7. 可达速效高速的是（   ）。

8. 崩解时限要求为 30min 的是（   ）。

9. 用于局部可起长效作用的是（   ）。

10. 药物的水溶液不能制备的是（   ）。

[11～15题]

    A. 微囊　　B. 环糊精包合物　　C. 二者均是　　D. 二者均不是

11. 可提高药物稳定性的是（   ）。

12. 可将液体药物制成固体制剂的是（   ）。

13. 可采用共沉淀法制备的是（   ）。

14. 需用高分子材料制备的是（   ）。

15. 可用于制备注射剂的是（   ）。

四、多项选择题

1. 要求无菌的制剂有（　　　）。
   A. 气雾剂　　　　B. 栓剂　　　　　　C. 注射剂　　　　　D. 植入片
2. 可减少或避免肝脏首过效应的是（　　　）。
   A. 舌下片　　　　B. 透皮吸收制剂　　C. 栓剂　　　　　　D. 气雾剂
3. 由药物与基质组成的剂型是（　　　）。
   A. 栓剂　　　　　B. 软膏剂　　　　　C. 气雾剂　　　　　D. 滴丸
4. PEG 类可用作（　　　）。
   A. 软膏基质　　　B. 肠溶衣料　　　　C. 栓剂基质　　　　D. 增塑剂
5. 仅适应于小剂量药物的剂型是（　　　）。
   A. 栓剂　　　　　B. 滴丸　　　　　　C. 气雾剂　　　　　D. 膜剂
6. 通过局部给药能产生全身治疗作用的是（　　　）。
   A. 栓剂　　　　　B. 软膏剂　　　　　C. 气雾剂　　　　　D. 膜剂
7. 流化技术在药剂中可用于（　　　）。
   A. 包衣　　　　　B. 干燥　　　　　　C. 微囊化　　　　　D. 制粒
8. 不易霉败的制剂有（　　　）。
   A. 酊剂　　　　　B. 合剂　　　　　　C. 单糖浆　　　　　D. 醋剂
9. 具速效作用的制剂是（　　　）。
   A. 舌下片　　　　B. 栓剂　　　　　　C. 滴丸　　　　　　D. 气雾剂
10. 甘油可用作（　　　）。
    A. 增塑剂　　　　B. 保湿剂　　　　　C. 助悬剂　　　　　D. 湿润剂
11. 既可内服又可外用的剂型是（　　　）。
    A. 酊剂　　　　　B. 涂膜剂　　　　　C. 膜剂　　　　　　D. 颗粒剂
12. 可以用滴制法制备的是（　　　）。
    A. 胶丸　　　　　B. 滴丸　　　　　　C. 脂质体　　　　　D. 微球
13. 可控制药物释放速率和部位的剂型是（　　　）。
    A. 散剂　　　　　B. 颗粒剂　　　　　C. 胶囊剂　　　　　D. 片剂
14. 药物制成剂型的目的是（　　　）。
    A. 药物性质的要求　　　　　　　　B. 治疗目的的要求
    C. 给药途径的要求　　　　　　　　D. 应用、运输与贮存的方便
15. 可将液体药物固体化的剂型是（　　　）。
    A. 滴丸　　　　　B. 微囊　　　　　　C. 胶丸　　　　　　D. 固体分散体

五、问答题

1. 针对一个给定的药物，在设计剂型时应遵循哪些原则？

2. 在制剂生产中，辅料是制剂的重要组成，通过学习药剂学，你认为辅料在制剂生产中有哪些作用？举例说明。

3. 目前医疗市场上，维生素 C 有哪些剂型？说明各自的特点。可通过哪些措施和方法提高维生素 C 制剂的稳定性？

4. 注射用辅酶 A

处方：辅酶 A　　　　　　　56.1 单位

水解明胶　　　　　　5mg

甘露醇　　　　　　　10mg

葡萄糖酸钙　　　　　1mg

盐酸半胱氨酸　　　　0.5mg

（1）辅酶 A 应制成哪种类型的注射剂？为什么？

（2）写出处方各成分的作用。

（3）按制备工艺，本制剂属于哪类产品？写出具体的制备工艺流程。

（4）生产时应如何控制制剂的质量？

5. 灰黄霉素按 BCS 分类属于 BCS Ⅱ 类药物，其分子特性如何？在制剂生产中可通过哪些方法来提高其生物利用度？

参考答案

第一章 绪 论

一、选择题

（一）单项选择题

1～5DDDAC　6D

（二）配伍选择题

1～5ACEBD　6～10ECDBA

（三）比较选择题

1～5ABBCC

（四）多项选择题

1ABC　2ABD　3ABCDE　4ABC　5ABC　6ACD　7ACD　8ACD　9AB　10AB

二、填空题

1. 制剂设计理论、制备技术、质量控制、合理应用、有效、安全、稳定
2. 工业药剂学、物理药剂学、药用高子材料学、生物药剂学、药代动力学
3. 按给药途径分类、按分散系统分类、按形态分类、按作用时间分类
4. 《中国药典》、国家药品标准
5. 十、1963、2005、2015
6. 疗效确切、副作用小、质量较稳定、生产、检验、供应、使用
7. 《药品生产质量管理规范》、保证药品的质量

三、问答题

1. 答：（1）药剂学：是研究药物制剂的设计与配制理论、生产技术、质量控制及合理应用等内容的综合性应用技术学科。

（2）制剂（药物制剂）：是药物根据药典或药政管理部门批准的标准、为适应治疗或预防的需要按一定剂型制成的具有一定规格标准的具体品种，称为药物制剂。

（3）药典：是一个国家记载药品规格和标准的法典。大多数由国家组织药典委员会编印并由政府颁布发行，所以具有法律的约束力。

（4）处方：系指医疗和生产部门用于药剂调制的一种重要书面文件。

（5）GMP：《药品生产质量管理规范》，是保证生产优质药品的一整套系统的、科学的管理规范，是药品生产和质量全面管理监控的通用准则。

2. 答：药剂学的基本任务是将药物制成适合于临床应用的剂型。具体有：①研究药物制剂的基本理论和生产技术；②新剂型的设计与开发；③辅料、设备、工艺和技术的革新；④整理和开发中药现代制剂；⑤制剂设计理论的推广应用。

3. 答：剂型：是指药物在临床应用前，为适于疾病的诊断、治疗或预防的需要而制备的不同给药形式。药物制成剂型应用的目的是：①为了适应临床的需要；②为了适应药物性质的需要；③为了便于应用、携带、运输及贮存。药物制成剂型后：①可改变药物的作用性质；②可调节药物的作用速度；③可降低（或消除）药物的毒副作用；④可产生靶向作用；⑤可提高药物的稳定性；⑥可以改变药物的作用强度。

4. 答：药物剂型按分散系统分为以下几类。

（1）液体分散型：包括溶液型（分子型）(如口服溶液剂)、胶体溶液型（如胶浆剂）、乳剂型（如乳剂、静脉乳剂、微乳等）、混悬液型（如洗剂、混悬剂等）。

（2）气体分散型（如气雾剂、喷雾剂等）。

（3）固体分散型（如散剂、丸剂、胶囊剂、片剂等）。

（4）微粒分散型：药物通常以不同大小微粒呈液体或固体状态分散，主要特点是粒径一般为微米级（如微囊、微球、脂质体、乳剂等）或纳米级（如纳米囊、纳米粒、纳米脂质体、亚微乳等），这类剂型在改变药物在体内的吸收、分布等方面有许多有用的特征，是近年来大力研发的药物靶向剂型。

药物剂型按形态分为：固体剂型（如散剂、片剂、胶囊剂等）、半固体剂型（如软膏剂、糊剂等）、液体剂型（如溶液剂、注射剂等）和气体剂型（如气雾剂、吸入剂等）。

5. 答：药物制剂的基本要求是：安全性、有效性、稳定性、使用方便。

第二章　表面活性剂

一、选择题

（一）单项选择题

1～5 CCBDC　6～10 CDBBA　11 C

（二）配伍选择题

1～5 EDACB　6～10 ECBAD

（三）比较选择题

1～5 BCBAD

（四）多项选择题

1 ACD　2 CD　3 ABCD　4 ACD　5 ABC　6 ABC　7 CD　8 BD

二、填空题

1. 平衡、溶于、正吸附、降低

2. 10.88、O/W

3. 聚氧乙烯基、上限、离子、下限

4. 增溶剂、增溶质、胶团

5. 1～3、7～11、15～18、8～16

6. 增溶剂、乳化剂、润湿剂、防腐剂（洗涤剂、杀菌剂、起泡剂、消泡剂）

三、问答题

1. 答：（1）表面活性剂：是指具有很强的表面活性，能使液体表面张力显著降低的物质。

（2）HLB 值：是用来表示表面活性剂亲水或亲油能力的大小，又称亲水亲油平衡值。

（3）昙点：是指含聚氧乙烯基的非离子型表面活性剂发生氢键断裂，溶解度急剧下降致析出时的温度。

（4）临界胶团浓度：是指表面活性剂分子缔合形成胶团的最低浓度。

2. 答：表面活性剂的结构特点为：①大都是长链的有机化合物，烃链长度一般不少于 8 个碳原子；②分子中同时具有亲水基团和亲油基团。

按分子能否解离成离子，分为离子型和非离子型两大类。离子型又分为阴离子型、阳离子型和两性离子型三类。

肥皂、月桂醇硫酸钠、阿洛索 OT 为阴离子型表面活性剂，肥皂具有良好的乳化能力，但刺激性强，一般用在外用制剂中；月桂醇硫酸钠具有较强的乳化能力，对黏膜有刺激性，主要用作片剂润湿剂、外用膏剂的乳化剂；阿洛索 OT 渗透力强，易起泡和消泡，常用作洗涤剂，也可用于非口服途径的药物吸收促进剂。

新洁尔灭为阳离子型表面活性剂，水溶性好，有良好的表面活性作用，有很强杀菌作用，主要用于皮肤、黏膜、手术器械等的消毒。

卵磷脂为两性离子型表面活性剂，来源于大豆和蛋黄，毒性小，用于注射乳剂的乳化剂。

吐温-80、普流罗尼 F-68 为非离子型表面活性剂，为水溶性表面活性剂，常用作增溶剂、O/W 型乳化剂、润湿剂等，其中普流罗尼 F-68 毒性小，可作静脉注射乳剂的乳化剂。

3. 答：消泡剂 HLB 值为 1～3；O/W 型乳化剂 HLB 值为 8～16；W/O 型乳化剂 HLB 值为 3～8；润湿剂 HLB 值为 7～11；去污剂 HLB 值为 13～16；增溶剂 HLB 值为 15～18。

4. 答：$HLB_{AB} = \dfrac{HLB_A \times W_A + HLB_B \times W_B}{W_A + W_B}$

应用司盘-80 58.1g，聚山梨酯 20 41.9g。该混合物可作 W/O 型乳化剂、润湿剂等使用。

5. 答：表面活性剂的毒性次序为：阳离子型＞阴离子型＞非离子型，离子型表面活性剂还具有溶血作用，一般仅限于外用。非离子型有的也有溶血作用，但一般较弱，可用于口服或注射制剂。两性离子型的天然品种毒性、刺激性小可用于注射制剂，而合成品种，毒性、刺激性大，常用作外用消毒杀菌剂。

6. 答：表面活性剂在药剂中可作增溶剂，如煤酚皂中的肥皂；作乳化剂，如石灰搽剂中的乳化剂高级脂肪酸钙；作润湿剂，如片剂中的崩解剂月桂醇硫酸钠；作消泡剂，如中药浸出液泡沫的消除；作杀菌剂，如新洁尔灭对制备器械的消毒；作洗涤剂，如肥皂。

第三章　药物制剂稳定性

一、选择题

（一）单项选择题

1～5AACCA　6～10ABDCB　11～12DB

（二）配伍选择题

1～5ABABD

（三）比较选择题

1～5AABBB

（四）多项选择题

1ABC　2ABCD　3ABC　4ABC　5ABD　6BD　7CD　8BCD　9ABD　10AB

二、填空题

1. 化学稳定性、物理稳定性、生物稳定性
2. c、t、$0.5c_0/K$、$\lg c$、t、$0.1054/K$
3. 水解、氧化
4. 复杂性、系统不均匀性、反应速率缓慢、反应类型多样化
5. 长期试验法（留样观察法）、温度加速试验法

三、问答题

1. 答：(1) 研究的意义：药物制剂稳定性通常是指药物制剂的体外稳定性，目的是保持药物制剂从制备到使用期间稳定。药物制剂在生产、贮存、使用过程中，会因各种因素的影响发生分解变质，从而导致药物疗效降低或副作用增加，有些药物甚至产生有毒物质，影响其有效和安全，也可能造成较大的经济损失。通过对药物制剂稳定性的研究，考察影响药物制剂稳定性的因素及增加稳定性的各种措施，科学地进行处方设计，预测药物制剂的有效期，从而既能保证制剂产品的质量，保证用药的安全、有效，又可减少由于制剂不稳定而导致的经济损失。(2) 研究内容：其一是考察影响药物制剂稳定性的因素，为处方设计、工艺方法确定、包装贮存条件选择提供依据；其二是测定制剂有效期。

2. 答：(1) 反应速率常数：K 为反应速率常数，是指各反应物为单位浓度时的反应速率，单位为（时间）$^{-1}$，其大小与反应温度有关。K 值越大，表示反应物的活泼程度越大，药物制剂越不稳定。

（2）半衰期：药剂学中的半衰期是指制剂中的药物降解 50% 所需的时间，常用 $t_{1/2}$ 表示。

（3）有效期：药剂学中的有效期是指制剂中的药物降解 10% 所需的时间，常用 $t_{0.9}$ 表示。

3. **答**：影响稳定性因素如下。（1）处方因素：①pH；②溶剂；③离子强度；④表面活性剂或处方中其他辅料。（2）外界因素：①温度；②光线；③空气（氧）；④金属离子；⑤湿度与水分；⑥包装材料。

易水解药物制剂稳定化方法：①调节最稳定 pH；②选择非水溶剂或制成固体制剂；③选择合适辅料（表面活性剂）；④改进工艺如直接压片；⑤将药物制成难溶性盐类；⑥控制生产和贮存温度；⑦控制生产环境湿度；⑧密封包装等。

易氧化药物制剂稳定化方法：①调节最稳定 pH；②制剂包衣或制成包合物、微囊、膜剂、胶囊剂等；③选择合适辅料（抗氧剂、金属离子络合剂、表面活性剂）；④通惰性气体；⑤控制生产和贮存温度；⑥真空包装；⑦避光保存等。

4. **答**：（1）加速试验法预测有效期的原理：利用在高温条件下，药物降解加速的原理，将高温下的反应速率常数用 Arrhenius 指数定律推算室温下的反应速率常数，再用零级或一级反应降解速率方程式计算有效期（药物分解 10% 时间）。

（2）方法

① 选择加速温度：温度必须高于室温，通常选择 4～5 个温度，试验温度少则实验结果误差大，采用恒温箱或恒温水浴作为恒温试验设备。

② 样品处理：将样品分别定量放在不同温度的恒温箱中，每隔一定时间取样进行含量测定。取样时间根据药品的稳定性而定，可长可短；取样次数根据实验精确程度的要求而定，一般一个温度下取 4～7 次；将测定的各组数据及时记录并整理。

③ 求反应速率常数：按含量测定结果与时间关系，以含量对取样时间作图或以含量的对数对时间作图，确定反应级数，由直线斜率求出各温度下反应速率常数。

④ 求室温下的有效期：将求出的各温度下的反应速率常数取对数，再对绝对温度的倒数作图得到一条直线，将直线推至室温，可求得室温下的反应速率常数，由此求得室温下的药物有效期。

第四章　液体药剂

一、选择题

（一）单项选择题
1～5 DDBBB　6～10 DDCAA　11～15 DCCBD　16～20 DCBDB　21～25 CDCBD　26～30 DCADB

（二）配伍选择题
1～5 ACDEA　6～10 ECDBA　11～15 ABDCD　16～20 CDABE　21～25 EDBAC

（三）比较选择题
1～5 DBCAB　6～10 CCDAB　11～15 AABBB　16～20 ABCCC

（四）多项选择题

1ABCD 2ACD 3ABC 4AD 5AD 6ABC 7ACD 8ABD 9CD 10BCD 11ABD 12AC 13ACD 14ABCD 15ABD 16ABCD

二、填空题

1. 真溶液、胶体溶液、混悬剂、乳剂、真溶液、高分子溶液、溶胶、混悬剂、乳剂

2. 20％、醑剂

3. 防止污染、加防腐剂

4. 加增溶剂、加助溶剂、制成盐类、用潜溶剂、药物结构修饰

5. 降低

6. 45、85

7. 溶解法、混合法、沉淀、变色、霉败

8. 高分子溶液、溶胶

9. 水化膜、荷电

10. 有限溶胀、无限溶胀

11. 难溶性、毒剧性、剂量小

12. 触变胶、混悬剂

13. 助悬剂、润湿剂、絮凝剂

14. 分散法、凝聚法

15. 水相、油相、乳化剂

16. 水包油、油包水、复乳

17. 乳化剂类型、相体积比

18. 4：2：1、2：2：1、3：2：1

三、问答题

1. 答：液体制剂：系指药物分散在适宜的液体分散介质中制成的液体状态的药剂。

优点：①药物分散度大，吸收快，起效迅速；②可避免局部高浓度，减少药物对人体的刺激；③给药途径多，可内服也可外用；④便于分剂量，便于应用。缺点：①分散度大，化学稳定性差；②水性药剂易霉变；③非均相液体药剂存在不稳定倾向；④体积大，携带、运输、贮存不便。

2. 答：增加溶解度的方法如下。

（1）制成可溶性盐类，如苯甲酸与氢氧化钠成盐、普鲁卡因与盐酸成盐。

（2）引入亲水基团，如维生素 B_2 结构中引入—PO_3HNa 形成维生素 B_2 磷酸酯钠，溶解度可增大约 300 倍。

（3）使用混合溶剂，如氯霉素采用水中含有 25％乙醇与 55％甘油的复合溶剂，溶解度可从 0.25％增加到 12.5％。

（4）加入助溶剂，如茶碱在水中的溶解度为 1∶20，用乙二胺助溶形成氨茶碱复

合物，溶解度提高为 1：5。

（5）加入增溶剂，如 0.025％吐温可使非洛地平的溶解度增加 10 倍。

3. **答**：防腐剂：系能抑制微生物生长繁殖的物质。

药剂中常用的防腐剂如下。

（1）羟苯酯类：也称尼泊金类，系一类优良的防腐剂，化学性质稳定，在pH3～8范围内能耐 100℃ 2h 灭菌。常用的有尼泊金甲酯、尼泊金乙酯、尼泊金丙酯、尼泊金丁酯等。在酸性溶液中作用较强。本类防腐剂配伍使用有协同作用。表面活性剂对本类防腐剂有增溶作用，能增大其在水中的溶解度，但不增加其抑菌效能，甚至会减弱其抗微生物活性。本类防腐剂用量一般不超过 0.05％。

（2）苯甲酸及其盐：苯甲酸未解离的分子抑菌作用强，故在酸性溶液中抑菌效果较好，最适 pH 为 4，用量一般为 0.1％～0.25％。苯甲酸钠和苯甲酸钾必须转变成苯甲酸后才有抑菌作用。苯甲酸和苯甲酸盐适用于微酸性和中性的内服和外用药剂。苯甲酸防霉作用较尼泊金类弱，而防发酵能力则较尼泊金类强，可与尼泊金类联合应用。

（3）山梨酸及其盐：山梨酸起防腐作用的是其未解离的分子，故在 pH 为 4 的水溶液中抑菌效果较好。常用浓度为 0.05％～0.2％。山梨酸与其他防腐剂合用产生协同作用。本品稳定性差，易被氧化，在水溶液中尤其敏感，遇光时更甚，可加入适宜稳定剂。可被塑料吸附而使抑菌活性降低。山梨酸钾、山梨酸钙作用与山梨酸相同，水中溶解度较大，需在酸性溶液中使用。

（4）苯扎溴铵：又称新洁尔灭，系阳离子型表面活性剂。本品在酸性、碱性溶液中稳定，耐热压。对金属、橡胶、塑料无腐蚀作用。只用于外用药剂中，使用浓度为 0.02％～0.2％。

（5）其他防腐剂。醋酸氯己啶：又称醋酸洗必泰，为广谱杀菌剂，用量为 0.02％～0.05％。邻苯基苯酚：微溶于水，具有杀菌和杀霉菌作用，用量为 0.005％～0.2％。桉叶油使用浓度为 0.01％～0.05％，桂皮油为 0.01％，薄荷油 0.05％。

4. **答**：单糖浆、甘油剂、醑剂。单糖浆浓度高，渗透压大，有抑制微生物生长的作用。乙醇 20％以上、甘油 30％以上自身有防腐性。

5. **答**：醑剂：系指挥发性药物制成的乙醇溶液。芳香水剂：系指芳香挥发性药物（多为挥发油）的饱和或近饱和澄明水溶液。

二者相同点：均为真溶液型药剂，外观澄明；均为挥发性药物，易氧化分解，不宜久贮；均可用溶解法和蒸馏法制备；均可用于治疗，也可用于矫味、矫臭。

二者不同点：芳香水剂为内服制剂，醑剂可供内服或外用；芳香水剂药物浓度低，醑剂药物浓度高；芳香水剂易霉败，醑剂不易霉败。

6. **答**：触变胶：某些胶体溶液在一定温度下静置时，逐渐变为凝胶，当搅拌或振摇时，又复变为溶胶。胶体溶液的这种可逆的变化性质称为触变性。具有触变性的胶体称为触变胶。如黄原胶、海藻酸钠等。利用触变胶可作助悬剂，静置时形成凝胶，固定混悬状态，防止贮存过程中微粒沉降。

7. **答**：（1）亲水胶体的稳定性主要取决于胶粒的水化层和荷电。由于胶粒周围的水化层阻碍了分子的相互聚结，水化层越厚，稳定性越大。同电荷的相斥作用也阻碍分子间的聚结。

（2）破坏亲水胶体稳定性的因素：在亲水胶体中加入大量乙醇、丙酮、糖浆等脱水剂，亦可使溶剂化了的胶粒水化层破坏，脱水而析出；在亲水胶体中加入大量电解质，由于电解质离子本身具有强烈的水化性质，加入后，脱掉了胶粒的水化层，也必引起凝结与沉淀，此作用称为盐析；亲水胶体若久经光、热、空气等影响而发生化学变化，其变化产物又具有较小的溶解度时，也会出现凝结现象，也称絮凝现象。紫外线与 X 射线亦能使胶液对电解质敏感。胶体溶液久贮后也会自发凝结沉淀，称为陈化现象；带相反电荷的胶体溶液相混合，由于电荷中和作用而凝结沉淀。

8. 答：药物可考虑制成混悬剂的情况为：①不溶性药物需制成液体药剂应用；②药物的剂量超过了溶解度而不能制成溶液剂；③两种溶液混合由于药物的溶解度降低而析出固体药物或产生难溶性化合物；④与溶液剂相比，为了使药物缓释长效；⑤与固体剂型相比，为了加快药物的吸收速度，提高药物的生物利用度；⑥固体剂型胃局部刺激性大的情况，可考虑用混悬剂，但对于毒剧药物或剂量太小的药物，为了保证用药的安全性，不宜制成混悬剂应用。

9. 答：Stokes 定律为：$V = 2r^2 (\rho_1 - \rho_2) g/(9\eta)$，根据此定律，减小混悬微粒的半径，使微粒与分散介质的密度差减小，增大分散介质黏度，均可延缓药物微粒的沉降速度。

10. 答：助悬剂作用：能增加分散介质的密度和黏度以降低微粒的沉降速度；能被吸附在微粒表面，增加微粒的亲水性，形成保护膜，阻碍微粒合并和絮凝，并能防止结晶转型，使混悬剂稳定。

助悬剂主要有如下两类。

（1）低分子助悬剂，常用的低分子助悬剂有甘油、糖浆等。

（2）高分子助悬剂，包括：①天然的高分子助悬剂，主要有阿拉伯胶、西黄蓍胶、海藻酸钠、琼脂、脱乙酰甲壳素、预胶化淀粉、β-环糊精等；②合成或半合成高分子助悬剂，主要有甲基纤维素、羧甲基纤维素钠、羟丙基纤维素、羟丙基甲基纤维素、羟乙基纤维素、卡波普、聚维酮、葡聚糖、丙烯酸钠等；③触变胶，如黄原胶等。

11. 答：乳剂（乳浊型液体制剂）：亦称乳浊液，系指由两种互不相溶的液体组成，其中一种液体以小液滴的形式分散在另一种液体（分散介质）中形成的非均相分散体系。

乳化剂：是指促使乳剂形成并使乳剂稳定的物质。

乳剂型药剂的特点：①药物制成乳剂后，分散度大，吸收快、起效迅速；②分剂量准确；③脂溶性药物可溶于油相而避免水解；④水包油型乳剂可掩盖油类药物的不良臭味；⑤外用乳剂，可改善皮肤渗透性；⑥静脉乳剂具有靶向性。

12. 答：破坏乳剂的因素主要有：液滴大小不一，温度过高或过低，乳化剂失去作用或加入相反类型乳化剂，加入电解质，离心力作用，微生物生长，油酸败等。

13. 答：煤酚为主药，豆油与氢氧化钠反应生成一价皂作为煤酚的增溶剂，蒸馏水为溶剂。此溶液剂制备利用的是增溶的原理。

14. **答**：（1）处方中成分作用：甘油为润湿剂，羧甲基纤维素钠为助悬剂，蒸馏水为分散剂，其他均为药物。（2）本制剂属于混悬剂。硫为强疏水性药物，颗粒表面易吸附空气而形成气膜，故易聚集浮于液面，所以先以甘油润湿研磨。樟脑醑应以细流加入混合液中，并急速搅拌使樟脑不致析出较大颗粒。（3）研细药物，加入助悬剂、润湿剂等可以提高其稳定性。

15. **答**：（1）处方成分作用：液体石蜡为油相、阿拉伯胶为乳化剂、5％尼泊金乙酯醇溶液为防腐剂、蒸馏水为水相。（2）本乳剂属水包油型，因为阿拉伯胶为水包油型乳化剂。乳剂类型可以用稀释法、染色法、导电法鉴别。（3）本乳剂采用的是干胶法。制备要点：研钵需干燥，初乳比例适当，控制合适的乳化温度，研磨时沿同一方向用力。

第五章　浸出制剂

一、选择题

（一）单项选择题

1～5CDCAC　6～10BABBD

（二）配伍选择题

1～5ABCDE

（三）比较选择题

1～5ABCAA

（四）多项选择题

1ABCD　2ABCD　3ABC　4CD　5AC

二、填空题

1. 酸与碱、甘油、表面活性剂、酸、甘油
2. 20％、40％
3. 浸润、解吸与溶解、扩散、置换
4. 超声波提取、电磁强化提取、超临界提取
5. 酒剂、酊剂、流浸膏剂
6. 浸渍法、煎煮法、渗漉法、回流法、蒸馏法
7. 渗漉法、蒸馏法
8. 溶解法、稀释法、浸渍法、渗漉法

三、问答题

1. **答**：浸出制剂系指用适当的浸出溶剂和方法，从动植物药物中浸出有效成分而加工制成的供内服或外用的一类制剂。

浸出制剂的特点为：①具有多成分的综合疗效；②作用缓和持久且毒性较低；

③经去粗存精，剂量减小，便于服用；④含不同程度无效成分，贮存时易发生沉淀、变质。

2. 答：影响浸出的因素：药材的结构与粉碎度，浸出溶剂的溶解性能、pH、稳定性、黏度等，浸出条件如温度、时间、压力、浓度梯度、新技术应用等。

3. 答：汤剂制备中需先煎的药材是质地坚硬、有效成分不易煎出的矿石类、贝壳类、角甲类，天竺黄、藏青果、火麻仁等有毒药材；需后下的是含挥发油及不宜多煎的如杏仁、大黄等；需包煎的如松花粉、蒲黄，含淀粉多的浮小麦、车前子，细小种子类如苏子、菟丝子等，附有绒毛药材如旋复花；需烊化的是胶类或糖类。

4. 答：合剂与口服液均为水浸出制剂，均需适当浓缩，加矫味剂、防腐剂。

不同点：合剂浓缩程度低（每剂 20～50ml），多剂量分装；口服液浓缩程度高（每剂 10ml），为单剂量分装。

5. 答：酊剂与酒剂均为醇浸出制剂，不易霉败，均可用浸渍法和渗漉法制备。

不同点：酊剂用不同浓度乙醇作溶剂，有规定浓度要求，除用浸渍法和渗漉法制备外还可用溶解法和稀释法制备；酒剂用蒸馏酒作溶剂，无规定浓度要求。

6. 答：流浸膏剂和浸膏剂均为高浓度浸出制剂，除直接药用外，常作其他制剂原料，二者均有浓度要求，均可用煎煮法和渗漉法制备。

不同点：流浸膏剂为含醇液体制剂，不易霉变；浸膏剂为固体制剂，易吸湿或失水硬化。

7. 答：口服液的制备工艺过程为：药材预处理→提取与精制→浓缩→配液→过滤→灌装→灭菌与检漏→质检、贴签、包装。

8. 答：控制浸出制剂的质量主要从三方面：①控制药材来源、品种和规格；②控制制备工艺；③控制浸出制剂的理化指标（含量测定、含醇量测定、鉴别和检查、微生物限度检查）。

第六章　注射剂与滴眼剂

一、选择题

（一）单项选择题
1～5DAECC　6～10BADCC　11～15BACAB　16～20AACCA
21～25CCBCA　26～30BCBAC　31～35BAAAD　36～40CDDCD
41～45DDACB　46～50DDDBC

（二）配伍选择题
1～5DCBEA　6～10BEDCA　11～15BCEAD　16～20ADCEB
21～25ABCDE　26～30BACDE　31～35EDCAB　36～40ADCBE
41～45BADCE　46～50ABDCB　51～55DABCE

（三）比较选择题
1～5BAABA　6～10ACDCD　11～15DDAAB　16～20AACCD

21～25ABADA　26～30ABDAB　31～35CBADA　36～40ABABB
41～45CBDBB　46～50CBACC

（四）多项选择题

1ABC　2ABCD　3BCD　4ABC　5ABC　6ACD　7BCD

8ABD　9CD　10ABD　11BC　12AB　13ABD　14ABCD

15AB　16BCD　17BCD　18ABC　19CD　20AB　21ABC

22ABC　23ABCD　24BC　25ABCD　26AB　27ACD　28ABCD

29AC　30AC

二、填空题

1. 芽孢、灭菌效果、药物稳定性

2. 薄膜过滤法、直接接种法

3. 干热灭菌、湿热灭菌、滤过除菌、射线灭菌

4. 热压灭菌、流通蒸汽灭菌、煮沸灭菌

5. 干热灭菌、干热灭菌、气体灭菌、紫外线灭菌

6. 筛过滤、深层过滤

7. 0.65～0.8μm、0.30～0.45μm、0.22μm

8. 加压过滤、减压过滤、高位静压过滤

9. 18～26℃、45%～65%

10. 饮用水、纯化水、注射用水、灭菌注射用水

11. 层流、紊流

12. 溶液型、混悬液型、乳剂型、固体粉末型

13. 内毒素、磷脂、脂多糖、蛋白质、脂多糖

14. 6、185～200、79～128、0.56、0.2%

15. 中和皂化、去皂、脱色除臭、脱水灭菌

16. 洗涤、干燥灭菌

17. 甩水法、气水加压喷射法、纯化水、注射用水、超声波

18. 中性硬质玻璃、含钡玻璃

19. 稀配法、浓配法、浓配法

20. 抗氧剂、金属离子络合剂、pH调节剂、惰性气体

21. 电解质类、营养类、胶体类

22. 溶液型、乳剂型

23. 澄明度、热原、无菌

24. 100、10、20、25、2

25. 对水不稳定、对热不稳定

26. 一次升华法、反复冷冻升华法，共熔点为－10～－20℃且溶液的深度与黏度不大的制品、结构复杂、稠度大及熔点较低的制品

27. 含水量偏高、喷瓶、产品外观不饱满

28. 4～9、5～7、5～9
29. 溶解、稳定、适应
30. 吸附色素、吸附热原、提高澄明度、助滤
31. 70℃、12h

三、问答题

1. **答**：灭菌法：是指利用物理、化学或其他因素杀灭或除去物料中一切微生物的方法。

由于灭菌的对象是药物制剂，许多药物不耐高温，因此药剂学中选择灭菌方法与微生物学上的要求不尽相同，不但要求达到灭菌完全，而且要保证药物的稳定性，在灭菌过程中药剂的理化性质和治疗作用不受影响。

2. **答**：灭菌：是指用物理或化学方法将所有致病或非致病的微生物及其芽孢全部杀死的过程。

消毒：是用物理和化学方法将病原微生物杀死的过程。

防腐：是指用低温或化学药品防止和抑制微生物生长繁殖的过程，即抑菌。

无菌：是指无活的微生物存在的状态。

3. **答**：灭菌效果常以杀灭芽孢为标准。因为不同微生物对灭菌的抵抗力不同，灭菌效果也不同，细菌的芽孢具有较强的耐热能力，不易杀死，因此灭菌效果常以杀死芽孢为标准。

4. **答**：物理灭菌法是利用高温或其他方法，如滤过除菌、紫外线等杀死微生物的方法。加热可使微生物的蛋白质凝固、变性，导致微生物死亡。物理灭菌法分为：干热灭菌法、湿热灭菌法、射线灭菌法和滤过除菌法。

5. **答**：湿热灭菌法按操作条件不同分为以下几类。（1）热压灭菌法：热压灭菌法系指在密闭的高压蒸汽灭菌器内，利用压力大于常压的饱和水蒸气来杀灭微生物的方法。具有灭菌完全可靠、效果好、时间短、易于控制等优点，能杀灭所有繁殖体和芽孢。适用于输液灭菌。（2）流通蒸汽灭菌法：流通蒸汽灭菌系指在常压下，于不密闭的灭菌箱内，用100℃流通蒸汽30～60min来杀灭微生物的方法。本法适用于1～2ml注射剂及不耐高温的品种，但不能保证杀灭所有的芽孢，故制品要加抑菌剂。（3）煮沸灭菌法：煮沸灭菌法系把待灭菌物品放入水中煮沸30～60min进行灭菌。本法不能保证杀灭所有的芽孢，故制品要加抑菌剂。

6. **答**：①必须使用饱和水蒸气。②必须将柜内的空气排净，否则压力表上所表示的压力是柜内蒸汽与空气二者的总压，而非单纯的蒸汽压力，温度不符。③灭菌时间必须从全部药液真正达到所要求的温度时算起。在开始升温时，要求一定的预热时间，遇到不易传热的包装、体积较大的物品或灭菌装量较多时，可适当延长灭菌时间，并应注意被灭菌物品在灭菌柜内的存放位置。④灭菌完毕后，必须使压力降到0后10～15min，再打开柜门。

7. **答**：无菌操作法系指整个生产过程控制在无菌条件下进行的一种技术操作。它不是一个灭菌的过程，只能保持原有的无菌度。本法适用于某些药品加热灭菌后，

发生变质、变色或降低含量，如注射用粉针、生物制剂、抗生素等。无菌操作所用的一切器具、材料以及环境，用前均须经适宜的灭菌方法灭菌。

8. **答**：空气净化技术：是创造空气洁净环境，保证和提高产品质量的一项综合性技术。层流洁净室的特点为：①进入室内的空气经高效过滤器过滤，达无菌状态；②空气呈现层流状态，可避免悬浮粒子聚结成大粒子；③室内新产生污染物能很快被层流空气带走排出室外；④空气不会出现停滞状态，粒子不会聚结下来，可避免粉尘交叉污染；⑤洁净空气没有涡流，灰尘和附着于灰尘的细菌不易向别处扩散转移，并能就地排除掉。

9. **答**：注射剂：是指药物与适宜的溶剂或分散介质制成的供注入体内的溶液、乳状液、混悬液或供用前配制成溶液或混悬液的粉末或浓溶液的制剂。

《中国药典》规定，注射剂应符合下列要求。

（1）无菌：注射剂成品中不应有任何活的微生物，必须达到药典无菌检查的要求。

（2）无热原：无热原是注射剂的重要质量指标，特别是供静脉及脊椎注射的注射剂必须通过热原检查。

（3）澄明度合格：在规定的条件下检查，不得有肉眼可见的混浊或异物。

（4）pH：注射剂 pH 要求与血液相等或接近，一般应控制在 pH4～9 范围内。

（5）渗透压：注射剂的渗透压要求与血液的渗透压相等或接近，低渗一般是不适宜的，特别是输液剂；脊椎注射的药液必须等渗，大量输入体内的药液应等渗或稍高渗。

（6）安全性：注射剂不能对人体细胞、组织、器官等引起刺激或产生毒副反应，必须经过动物实验，确保使用安全。

（7）稳定性：注射剂多为水溶液，而且从制造到使用需经较长时间，所以必须具有必要的物理和化学稳定性。

（8）降压物质：有些注射剂如复方氨基酸注射剂，其中的降压物质必须符合规定，以保证用药安全。

（9）不溶性微粒：输液（装量≥100ml）还必须检查不溶性微粒，规定每 1ml 中含 $10\mu m$ 以上的不溶性微粒不得超过 20 粒，含 $25\mu m$ 以上的不溶性微粒不得超过 2 粒。

（10）其他：含量、色泽、装量等均应符合药典及有关质量标准的规定。

10. **答**：注射剂按分散系统可分为如下几类。

（1）溶液型注射剂：易溶于水，且在水溶液中比较稳定的药物可制成水溶液型注射剂，如维生素 C 注射液、葡萄糖注射液。不溶于水而溶于油的药物可制成油溶液型注射剂，如黄体酮注射液。

（2）混悬液型注射剂：水难溶性药物或需要延长药效或在水溶液中不稳定的药物可制成混悬液型注射剂，如醋酸可的松注射液。

（3）乳浊液型注射剂：对水不溶性或油性液体药物，根据临床需要可制成乳浊液型注射剂，如静脉脂肪乳剂、维丁胶性钙乳剂。

（4）注射用灭菌粉末（即粉针）：系将供注射用的灭菌粉状药物装入安瓿或其他适宜容器（如模制瓶、管制瓶）中，临用前用适宜的溶剂（常为灭菌注射用水）溶解或混悬后使用的制剂，如青霉素 G 钠盐粉针。

11. 答：热原：是指能使恒温动物正常体温异常升高的物质。

污染热原的途径：①从溶剂中带入；②从原料中带入；③从容器、用具和管道中带入；④生产过程中污染；⑤从输液器中带入。

热原除具有很强的致热性外，还具有下列性质。

（1）耐热性：热原在 100℃加热 1h 不被分解破坏，180℃ 3～4h、200℃ 60min、250℃ 30～45min 或 650℃ 1min 可使热原彻底破坏。因此，玻璃制品如生产过程中所用的容器和注射时使用的注射器等，均可用高温破坏热原。

（2）水溶性：热原能溶于水，似真溶液。但其浓缩液带有乳光，故带有乳光的水和药液，热原不合格。生产时所用的各种管道可用大量注射用水冲洗以除去热原。

（3）不挥发性：热原本身不挥发，但可随水蒸气雾滴带入蒸馏水中，故用蒸馏法制备注射用水时，蒸馏水器应有隔沫装置。

（4）滤过性：热原与细菌的毒素一样，能通过一般滤器进入滤液中，即使是微孔滤膜也不能截留。但活性炭能吸附热原，从而将热原滤过除去；超滤装置也可除去热原。

（5）不耐强酸、强碱、强氧化剂：热原能被盐酸、硫酸、氢氧化钠、高锰酸钾、重铬酸钾等所破坏。

（6）其他：超声波或阴树脂也能一定程度上破坏或吸附热原。

除去热原的方法如下。

（1）除去药液中热原的方法

① 活性炭吸附法；②离子交换法；③凝胶过滤法；④超滤法。

（2）除去器具上热原的方法

① 酸碱法；② 高温法。

（3）除去溶剂中热原的方法

① 蒸馏法；② 反渗透法。

12. 答：鲎试剂即鲎的血细胞溶解物，其中有两种物质，即凝固蛋白原和凝固酶原。后者经内毒素激活，转化成有活性的凝固酶，凝固酶使凝固原酶解转化成凝固蛋白，凝固蛋白又在交联酶的作用下相互凝集而形成凝胶。

13. 答：注射剂的溶剂有：①注射用水；②注射用油；③注射用非水溶剂。

注射用水的质量要求较为严格，除一般蒸馏水的检查应符合药典规定外，还必须通过热原试验，尤其在制备静脉注射剂时注射用水的质量要求更应严格控制。《中国药典》（2015 年版）规定：每毫升中内毒素含量不得超过 0.25EU，pH 要求 5.0～7.0，氨含量不超过 0.00002%。

注射用油应无异臭、无酸败味、色泽不得深于黄色 6 号标准比色液；在 10℃时应保持澄明，皂化值应为 185～200，碘值应为 79～128，酸值不大于 0.56，并不得检出矿物油，含水量及杂质均不得超过0.2%。

非水溶剂均应符合注射用或药用规格，不能用化学试剂代替。

14. **答：** (1) 纯化水：为饮用水经蒸馏法、离子交换法、反渗透法或其他适宜方法制备的制药用水。纯化水作为注射用水的水源，配制普通制剂和粗洗用水。

(2) 注射用水：是指不含热原，专供注射的重蒸馏水和高纯水。注射用水与纯化水的区别就在于无热原。注射用水用于配制注射剂，制备灭菌注射用水的水源和精洗用水。可用蒸馏法和反渗透法制备。

(3) 灭菌注射用水：为注射用水按注射剂生产工艺所制得，不含任何添加剂。用作粉针的溶剂或注射剂的稀释剂。

15. **答：** (1) 增加主药溶解度的附加剂：①增溶剂，如莪术油用吐温-80增溶。②助溶剂，如苯甲酸钠作为咖啡因的助溶剂。

(2) 防止主药氧化的附加剂：①抗氧剂，如维生素C中的亚硫酸氢钠。②惰性气体，从除氧的效果看，二氧化碳优于氮气，但二氧化碳在水中呈酸性，故不宜用于磺胺嘧啶钠等强碱弱酸盐或钙盐等注射剂，否则会析出沉淀。③金属离子络合剂，如维生素C中的依地酸二钠。(3) 抑制微生物增殖的附加剂，大多数注射剂均经过灭菌，且每一安瓿均一次用完，无需使用抑菌剂。但某些采用低温间歇灭菌、滤过除菌、无菌操作法制备和多剂量装的注射剂均必须加入抑菌剂。但供静脉注射、脊椎注射的注射剂则不许加抑菌剂，一次用量超过5ml的注射液应慎加。常用的抑菌剂为苯甲醇、三氯叔丁醇。加有抑菌剂的注射剂仍需灭菌。(4) 调整pH的附加剂，一般采用与主药同离子的酸或作用后能产生水的碱，避免反调。(5) 调整渗透压的附加剂，如氯化钠、葡萄糖。(6) 减轻疼痛与刺激的附加剂，如三氯叔丁醇。(7) 帮助主药混悬与乳化的附加剂，如CMC-Na、吐温类。

16. **答：** 原辅料＋注射用溶剂→配液→过滤↘

　　　　　　　　　　　　　　灌封→灭菌→检漏→质检→印包

　　　　　安瓿→洗涤→干燥灭菌↗

17. **答：** 安瓿的质量要求如下。

(1) 应无色透明，便于澄明度及药液变质情况检查。

(2) 应具有优良的耐热性能和低膨胀系数。在洗涤、灭菌或冷藏中不易爆裂。

(3) 要有一定的物理强度，避免操作过程中破损。

(4) 化学稳定性好，不易被药液所浸蚀，不改变药液的pH。熔点低，易于熔封，并不得产生失透现象。不得有气泡、麻点、砂粒、粗细不匀及条纹等。

根据安瓿的化学组成不同，目前生产安瓿的玻璃有中性硬质玻璃、含钡玻璃和含锆玻璃。

中性硬质玻璃用于中性、弱酸性药液的灌装，如各种输液、注射用水等；含钡玻璃用于强碱性药液的灌装，如磺胺嘧啶钠（pH10～10.5）；含锆玻璃用于强酸、强碱性药液的灌装，如维生素B_1（pH1～2）。

安瓿用前应作洗涤、干燥灭菌处理。

18. 答：注射液的配制方法如下。(1) 稀配法：凡原料质量好，药液浓度不高或配液量不大时，常用稀配法，即一次配成所需的浓度。(2) 浓配法：当原料质量较差，则常采用浓配法，即将全部原辅料加入部分溶剂中配成水溶液，经加热或冷藏、过滤等处理后，根据含量测定结果稀释至所需浓度。溶解度小的杂质在浓配时可以滤过除去；原料药质量差或药液不易滤清时，可加入配液量 0.02%～1% 的针用一级活性炭，煮沸片刻，放冷至 50℃ 再脱炭过滤。另外，活性炭在微酸性条件下吸附作用强，在碱性溶液中有时出现脱吸附，反而使药液中杂质增加。

19. 答：药液的过滤宜先用砂滤棒粗滤，再用微孔滤膜精滤。

(1) 垂熔玻璃滤器：化学性质稳定，吸附性低，不影响药液的 pH，无微粒脱落，易于清洗。根据滤板孔径大小分为 1～6 号六种规格，其号数越大，孔径越小。常用的是 3 号和 4 号，3 号用于常压滤过，4 号用于减压或加压滤过。垂熔玻璃器常用于膜滤器前的预滤。

(2) 砂滤棒（滤柱）：多用于粗滤。常用的有硅藻土滤棒、多孔素磁滤棒和玻璃砂滤棒三种。硅藻土滤棒分粗、中、细三种规格，粗号用于溶液的滤过，中号用于注射液的滤过，细号用于滤过细菌。多孔素磁滤棒根据滤孔大小分成八级，号数越大，孔径越小。玻璃砂滤棒（也称垂熔玻璃砂芯）根据滤孔大小分为四级。

砂滤棒易脱砂、吸附，使用前要先用与药液 pH 相同的酸或碱液冲洗，不然可能影响药液的 pH；使用后，应反复冲洗。另外，滤棒中常含有微量金属离子，对金属离子敏感的药液则不宜使用，否则会引起药液氧化变质。

(3) 微孔滤膜滤器：是一种高分子的薄膜过滤材料，能截留一般常用滤器所不能截留的微粒。孔径 0.65～0.8μm 的滤膜，作一般注射液的精滤使用；平均孔径 0.3μm 或 0.22μm 的产品，可作除菌滤过用。薄膜滤速较快，吸附性小，但滤留粒子容易聚集在微孔滤膜表面，所以在用薄膜过滤前，最好先用其他滤材进行预过滤，使用前还应在滤膜的上下两侧，衬（盖）网状的保护材料（2～3 层滤纸），以防止过滤液冲压，滤膜破裂。

(4) 其他滤器：钛滤器是新发展的滤器，耐热耐腐蚀，滤速快，不易破碎，用来代替砂滤棒或垂熔玻璃滤器，可用于粗滤。板框式压滤机一般用于中药注射剂的预滤。

20. 答：注射剂的灌封包括灌注药液和封口两步，是注射剂生产中保证无菌的最关键操作。

灌封时常发生的问题有剂量不准、焦头、鼓泡、封口不严等，但最易出现的问题是产生焦头。产生焦头的主要原因是灌液太猛，药液溅到安瓿内壁；针头回药慢，针尖挂有液滴且针头不正，针头碰到安瓿内壁；安瓿口粗细不均，碰到针头；灌注与针头行程未配合好；针头升降不灵等等。封口时火焰烧灼过度引起鼓泡，烧灼不足导致封口不严。

21. 答：输液：是指注入血液的大剂量注射剂。按作用不同分为电解质类，如氯化钠输液；胶体类，如右旋糖酐注射液；营养类，如静脉乳剂。

22. 答：输液存在的问题：细菌污染、热原反应、澄明度与不溶性微粒的问题。

原因：原辅料质量问题、橡胶塞与输液容器质量问题、工艺操作中的问题、医院输液操作以及静脉滴注装置的问题。

解决方法：严格控制原辅料的质量；提高橡胶塞及输液容器质量，采用丁基橡胶；合理安排工序，采取单向层流净化空气，采用微孔滤膜滤过和生产联动化等措施；减少生产过程中微生物的污染，同时严格灭菌，严密包装；使用无菌无热原的一次性全套输液器，在输液器中安置终端过滤器（0.8μm 孔径的薄膜）。

23. 答：输液的包装材料包括输液瓶、隔离膜、橡胶塞及铝盖等。容器以中性硬质玻璃瓶为主，也有聚丙烯塑料瓶和软体聚氯乙烯塑料袋。

（1）输液瓶的质量要求和清洁处理：输液瓶应无色透明、瓶口圆滑均匀，端正、无条纹、气泡，耐酸、耐碱、耐水，经灭菌及贮存期不会脱片。输液瓶的清洗有酸洗法和碱洗法两种。前者是将输液瓶先用硫酸重铬酸钾清洁液荡涤整个瓶的内壁及瓶口，再用纯化水、注射用水冲洗。后者是用 2%氢氧化钠溶液冲洗，也可用 1%～3%碳酸氢钠溶液冲洗，由于碱性对玻璃有腐蚀作用，故接触时间不宜过长，再用纯化水、注射用水冲洗。

（2）胶塞的质量要求和清洁处理：胶塞应具有弹性和柔曲性、性质稳定，不与药液起反应，能耐高温、高压，具有一定耐溶性，吸附作用小，无毒，当针头刺入和拔出后应立即闭合，而且能耐受多次穿刺而无碎屑脱落。新橡胶塞先用饮用水洗净，再用 0.5%～1.0%NaOH 煮沸 30min，用水洗去表面的硫黄、氧化锌等杂质；再用 1%HCl 煮沸 30min，用水洗去表面黏附的填料如碳酸钙等杂质，再反复用饮用水洗至洗液 pH 呈中性，在纯化水中煮沸约 30min，最后用滤过的注射用水冲洗数次，合格后备用。采用丁基橡胶时，用注射用水漂洗、硅化、灭菌即可。

（3）隔离膜的质量要求和清洁处理：常用的有涤纶薄膜。质量上要求无通透性、理化性质稳定、抗水、弹性好、无异臭、不皱折、不脆裂，并有一定的耐热性和机械强度。清洁处理时，将直径 38mm 的白色透明圆片薄膜，用手捻松，抖去碎屑，剔除皱折或残缺者，平摊在有盖不锈钢杯中，用热注射用水浸渍过夜（质量差时可用70%乙醇浸渍过夜），次日用注射用水漂洗至薄膜逐张分离，并检查漂洗水的澄明度，合格后方可使用。使用时再用微孔滤膜滤过的注射用水动态漂洗，边灌药液边用镊子逐张取出，盖在瓶口上，立刻塞上胶塞。但涤纶薄膜具有静电引力，易吸附灰尘和纤维，所以漂洗操作应在清洁的环境中进行。

采用丁基橡胶时，可不使用涤纶薄膜。

24. 答：质量要求上：无菌、无热原、澄明度要求更严格；渗透压要求等渗或偏高渗、pH 接近体液；不含抑菌剂；不影响血象，不含降压物质。

制备工艺上：容器不同，处理工艺不同；配液均用浓配法；滤过采用三级加压过滤；灌封过程为四步或三步（采用丁基橡胶塞），洁净度要求为 A 级；灭菌方法应为完全灭菌法即热压灭菌法，从配液到灭菌在 4h 内完成。

25. 答：使葡萄糖注射液变色的主要原因是灭菌温度与时间、溶液的 pH。解决方法有：严格控制灭菌温度与时间，灭菌完成后立即降温，并调节溶液的 pH 在 3.8~4.0。

26. **答**：粉针：是指用无菌操作法将经过灭菌精制的药物分装于灭菌容器中，临用前用灭菌注射用水溶解或混悬的注射剂。遇水、遇热不稳定的药物适合制成粉针，如青霉素 G、辅酶 A、胰蛋白酶等均需制成粉针。

27. **答**：粉针按制备方法分为无菌分装产品和冷冻干燥制品两类。(1) 无菌粉末直接分装法：本法是将精制的无菌药物粉末在无菌条件下直接分装于灭菌的玻璃小瓶或安瓿中密封而成。工艺流程：无菌原辅料→无菌分装→封口→质检→贴签包装。存在的问题为：装量差异、澄明度问题、无菌度问题、吸潮变质。

(2) 冷冻干燥法：工艺流程为无菌原辅料→滤过→分装→冷冻干燥→封口→质检→贴签包装。存在的问题为：含水量偏高、喷瓶、产品不饱满。

28. **答**：冷冻干燥制品的特点：①可避免药品氧化或高热分解；②药物常呈海绵块状或疏松结晶，加水后能迅速溶解；③含水量在 1%~3% 内，有利于不稳定药物长期贮藏；④剂量准确，外观优良。

29. **答**：滴眼剂的质量要求：①一般滴眼剂应在无菌环境下配制，各种用具及容器均需用适当方法清洗干净并进行灭菌，在整个操作过程中应注意避免污染，必要时可加抑菌剂等附加剂；②供角膜创伤或手术用的滴眼剂应以无菌操作法配制、分装于单剂量灭菌容器内严封，或用适宜方法进行灭菌，保证无菌，但不应加抑菌剂；③配制滴眼剂的溶剂应符合注射剂项下对溶剂的规定；④除另有规定外，滴眼剂要与泪液等渗，并根据需要调节 pH；⑤滴眼剂如为混悬液，混悬的颗粒应易于摇匀，其最大颗粒不得超过 $50\mu m$；⑥滴眼剂的容器应无毒并清洗干净，不应与药物或附加剂发生理化作用；容器的瓶壁要有一定的厚度且均匀，其透明度应能使滴眼剂进行澄明度检查并易观察到不溶性异物；⑦每一容器的装量，除另有规定外，应不超过 10ml。

滴眼剂的附加剂有：抑菌剂，常用有机汞类；pH 调整剂，如硼酸盐缓冲液；等渗调节剂，如氯化钠；黏度调整剂，如 MC、CMC-Na。

30. **答**：冰点降低数据法：$X=(0.52-a)/0.58$

100ml 溶液需加氯化钠的量：$(0.52-0.12\times2)/0.58=0.483g$

则 150ml 溶液需加氯化钠的量为 $0.483\times1.5=0.724g$

31. **答**：NaCl 等渗当量法：$X=0.009V-EW$

需要氯化钠的量：$X=0.009\times250-(0.28\times5.0+0.24\times1.25)=0.55g$

32. **答**：(1) 处方各成分作用：肾上腺素为药物；盐酸为 pH 调节剂；氯化钠为等渗调节剂；亚硫酸钠为抗氧剂；EDTA-2Na 为金属离子络合剂；蒸馏水为溶剂。

(2) 处方中错误之处：①亚硫酸钠适用于碱性溶液，应改为亚硫酸氢钠或焦亚硫酸钠；②蒸馏水应改为注射用水。

(3) 制备过程：取 80% 注射用水，用氮气饱和，加入预先溶解的氯化钠、焦亚硫酸钠及 EDTA-2Na，搅拌均匀，加入肾上腺素溶解后，用盐酸调 pH，加注射用水至足量，测 pH、含量合格，过滤至澄明，充氮灌封于洗涤、干燥后的安瓿，100℃流通蒸汽灭菌 30min。

第七章　散剂、颗粒剂与胶囊剂

一、选择题

（一）单项选择题
1～5CCDCC　6～10BBBCB　11～15CDDBB　16～20CDCBD
21～25ACCCA　26～30ACACD　31～35BADBD　36～40AAADC
41～45DDAAC　46～50CCDBB　51～55ABBCB

（二）配伍选择题
1～5CDEBA　6～10BACDE　11～15CDEDA　16～20ADBEC

（三）比较选择题
1～5CDABD　6～10ACBCD　11～15CBADD

（四）多项选择题
1ACD　2ABC　3ABC　4ABC　5ABCD　6　ABC　7CD
8ABCD　9ABD　10AC　11ABCD　12ABD　13ABCD
14ABD　15BCD　16BCD　17ABCD　18AB　19ABCD
20ABCD　21ACD　22ABCD　23ABC　24ABD　25ABCD
26ABC　27ABC　28ABCD　29ABC　30ABCD　31AB
32ACD　33AB　34ABC　35ACD

二、填空题

1. 休止角、流速
2. 适当增大粒径、控制含湿量、改善粒子形态、加润滑剂
3. 外加作用力、物质分子内聚力
4. 水飞、加液研磨、低温粉碎
5. 六、最粗粉、极细粉、九、一、九
6. 搅拌混合、研磨混合、过筛混合
7. 轻者、重者、等量递加
8. 平衡水分、自由水分
9. 单方散剂、复方散剂
10. 稀释剂、倍散
11. 目测法、重量法、容量法、重量法
12. CRH、不易
13. 溶液型、混悬型、泡腾型
14. 粉末、颗粒、微丸、粉末
15. 1、0.4～0.6、1、过软、过硬

16. 8、大、小

17. 胶丸、滴制、压制

三、问答题

1. 答：（1）粉碎：是借助机械力将大块物料粉碎成适宜程度的碎块的操作过程。

（2）过筛：指粉末状物料通过一种网孔性工具，以使粗粉与细粉分离的操作。

（3）混合：混合系指用机械的方法将两种以上固体物料相互交叉分散均匀的过程或操作。

（4）水飞法：将药物与水共置于研钵或球磨机中一起研磨，得极细粉末的一种方法。

（5）筛目：即每英寸长度上的筛孔数目。

（6）等量递加法：即将量大的组分先研细，然后取出与量小的组分等量的部分，与量小的组分混合研匀，如此倍量增加量大的组分直至全部混匀。

（7）流化干燥：是利用从流化床底部吹入热气流使干燥物料吹起呈悬浮状态，物料跳动而增加蒸发面积，热气流在悬浮颗粒间通过，在动态下进行热交换，带走水分而达干燥的方法。

（8）平衡水分：物料表面与空气中水蒸气分压相等时，物料中的含水量。

（9）散剂：系指一种或多种药物与适宜辅料经粉碎、均匀混合而制成的粉末状固体制剂。

（10）颗粒剂：系指药物与适宜辅料制成的具有一定粒度的干燥固体制剂。

（11）胶囊剂：系药物与适宜辅料填充于硬质胶壳或软质胶皮中而制成的固体制剂。

（12）低共熔：当两种或两种以上药物经混合后出现熔点降低而产生湿润或液化现象。

（13）增塑剂：系指能增加韧性和可塑性的辅料。

2. 答：粉碎的主要目的如下：

（1）增加药物的比表面积，促进药物溶解与吸收，提高药物的生物利用度。

（2）适当的粒度有利于均匀混合、制粒等其他操作。

（3）加速药材中有效成分的浸出或溶出。

（4）为制备多种剂型奠定基础如混悬液、散剂、片剂、胶囊剂等。

3. 答：常见的粉碎方法有干法粉碎和湿法粉碎、单独粉碎和混合粉碎、低温粉碎等。干法粉碎是将药物干燥到一定程度后粉碎的方法。湿法粉碎是在药物中加入适量的水或者其他液体进行研磨粉碎的方法，这种粉碎方法可用于某些刺激性较强的或者有毒的药物，以避免粉尘飞扬。有些难溶性药物，如炉甘石、珍珠等，要求特别细时，可采用水飞法。加压易变形的药物，如冰片等，可用加液研磨法；一般药物可单独粉碎，氧化性和还原性药物必须单独粉碎，贵重药物及刺激性药物为了减少损耗和便于劳动保护也应单独粉碎。处方中某些性质和硬度相似的药物可以混合粉碎，黏性或油性物料宜加粉性物料混合粉碎（串料或串油）。低温粉碎主要是利用物料在低温时的脆性进行粉碎，适合于新鲜药材，软化点、熔点低以及具有热可塑性的物料。

4. **答：**过筛的目的：①为了达到粗细粉的分离，获得均匀的粒子群；②筛分也有利于提高粉碎效率。

药筛种类：根据制备药筛方法不同分为编织筛和冲眼筛；根据药筛的标准不同分为标准药筛和工业用筛。

药筛规格：按《中国药典》，标准药筛共规定九种筛号，其中一号筛筛孔内径最大，九号筛筛孔内径最小。工业用筛常用"目数"表示筛号。

5. **答：**混合的目的：是使制剂中药物各组分混合呈均匀分散状态，以保证药物剂量的准确，用药的安全有效。

影响混合的因素：组分比例量、组分特性（堆密度、带电性、含湿量等）、混合条件（器械吸附性、混合时间、物料加入顺序等）。

6. **答：**影响干燥的因素：干燥物料特性、物料中水分性质、干燥条件（面积、温度、湿度、压力、速度、方法等）。

7. **答：**（1）常压干燥：本法简单，但干燥时间长，可能因过热而使不耐热成分被破坏，且产品易结块。适用于耐热物料干燥。（2）减压干燥：干燥温度较低，产品质松。适用于含热敏性物料的干燥。（3）喷雾干燥：干燥面积大，干燥速率快，属瞬间干燥。适用于热敏性液体物料的干燥。（4）沸腾干燥：干燥面积大，效率高，且温度较低，操作方便。适用于湿粒状物料的干燥。（5）冷冻干燥：低温低压条件，制品疏松。适用于不耐热、低熔点物料的干燥。（6）红外线干燥：干燥速率快，干燥质量好，能量利用率高。常用于少量水分测定。（7）微波干燥：干燥速率快，加热均匀，产品质量好，操作方便，兼有灭菌作用。适用于含水制品的干燥。（8）吸湿干燥：干燥剂吸湿量有限。适用于含湿量较少（如糖衣片剂）及某些含芳香成分药材的干燥。

8. **答：**固体溶解是一个溶解扩散过程，符合 Noyes-Whitney 方程 $dc/dt = DS/(hV)(c_s - c)$。从方程中可知影响药物溶出速率的因素主要包括：①药物的粒径大小，药物粒径小，表面积 S 大，溶出速率快；②药物的溶解度 c_s；③溶出介质 V，溶出介质体积小，溶液中的浓度高，溶出速率慢；④扩散系数 D；⑤扩散层的厚度 h，扩散层厚度越大，溶出速率越慢。

改善固体制剂药物溶出度的方法：将药物微粉化，减小药物粒径；改变晶型（改变溶解度）；加入表面活性剂等。

9. **答：**吸湿性很强的药物（如胃蛋白酶等）在配制时易吸潮。防止措施可采取：①应在低于其临界相对湿度以下的环境下配制；②迅速混合；③密封包装，若混合后引起吸湿性增强，则分别包装。

10. **答：**（1）处方成分作用：硫酸阿托品为主药；胭脂红乳糖为着色剂，利于判断混合均匀程度；乳糖为稀释剂。

（2）该散剂为千倍散，处方中组分比例相差悬殊，混合时宜采用等量递加法，有利于组分混合均匀。

11. **答**：物料→粉碎→过筛→混合→制软材→制粒→干燥→整粒→质检→分剂量→包装。

12. **答**：胶囊剂的特点：①掩盖药物不良臭味、提高药物稳定性；②药物在体内起效快，生物利用度比片剂、丸剂高；③液体药物固态化；④可延缓药物释放或定位释放。

不宜制成胶囊剂的药物：①水溶液或稀乙醇溶液，会使明胶溶解；②易溶及刺激性药物，胃内局部高浓度，刺激大；③易于风化药物，使胶壳软化变形；④易吸潮药物，使明胶失水变脆。

13. **答**：空胶囊的组成：明胶作囊材；甘油作增塑剂；琼脂作增稠剂；尼泊金酯类作防腐剂；二氧化钛作避光剂；食用色素作着色剂，便于识别。

14. **答**：滴制法、压制法。滴制法的制备关键如下。

① 胶皮的处方比例：以明胶∶甘油∶水＝1∶（0.4～0.6）∶1 为宜，否则胶丸壁会过软或过硬。

② 药液、胶液、冷却液三者的密度：以既能保证胶囊在冷却液中有一定的沉降速率，又有足够的冷却时间，使之成型为宜。

③ 温度：胶液与囊心物溶液应保持 60℃，喷头处应为 75～80℃，冷却液应为 13～17℃，软胶囊干燥温度应为 20～30℃，并加以通风。

15. **答**：（1）处方成分作用

对乙酰氨基酚　主药，解热镇痛　　　维生素 C　主药，增强免疫力

猪胆汁粉　主药，清热解毒　　　　　咖啡因　主药

扑尔敏　主药，抗过敏　　　　　　　10%淀粉浆　黏合剂

食用色素　着色剂

（2）分别加色素制粒再填充的目的是：防止复方制剂成分混合不均匀，加色素有利于观察混合均匀程度，制成颗粒填充以增加流动性，使分剂量准确。

第八章　中药丸剂、滴丸与微丸

一、选择题

（一）单项选择题
1～5AACCD　6～10DBAAC

（二）配伍选择题
1～5ECBCD

（三）比较选择题
1～5BDBAB

（四）多项选择题
1ABC　2ABCD　3ABD　4ABC　5ABCD　6ABC　7ABCD
8ABC　9ABCD　10ABCD

二、填空题

1. 缓慢、低、缓和、持久、慢性
2. 蜂蜜、黏性（性质）、嫩蜜、中蜜、老蜜
3. 基质、冷却剂、互不相溶
4. 水、酒、醋、稀药汁、糖汁
5. 塑制、泛制、滴制、沸腾制粒法、喷雾制粒法、挤出滚圆法、离心抛射法、液中干燥法

三、问答题

1. **答：**（1）水丸：系指药材细粉用水或酒、醋、稀药汁、糖液等为黏合剂制成的中药丸剂。

（2）浓缩丸：系指药材或部分药材提取的清膏或浸膏，与适宜的辅料或药物细粉，以水、蜂蜜或蜜水为黏合剂制成的中药丸剂。

（3）滴丸：系指固体或液体药物与适宜基质加热熔化混匀后，滴入不相混溶的冷凝液中，收缩冷凝而成的小丸状制剂。

（4）微丸：系指由药物与辅料制成的直径小于 2.5mm 的球状实体。

2. **答：**因滴丸剂中，固体或液体药物与适宜基质加热熔化混匀后，滴入不相混溶的冷凝液中，迅速冷凝，使药物高度分散在基质中（固体分散体），药物在体内溶出快，生物利用度高，故可成为高效、速效的制剂。

3. **答：**影响滴丸剂成型、丸重差异的因素有：适宜的基质与冷凝液；合适的滴管口径；滴制过程中滴制液的温度、静液压的恒定等。

4. **答：**微丸的特点：①在胃肠道的分布面积较大，吸收较快，生物利用度高；②可制成速释微丸，也可将微丸包衣或加入阻滞材料制成缓释微丸；③稳定性好，不易碎，流动性好，易分剂量，可装入胶囊应用；④制备工艺较简单。

第九章　片　剂

一、选择题

（一）单项选择题

1～5CACBA　6～10AACBD　11～15BBADB　16～20AACBB
21～25DABAC　26～30CACBD　31～35DCAAA　36～40DBCBA
41～45DDBAC　46～50ACCDB　51～55DDAAB

（二）配伍选择题

1～5EABDC　6～10ADCBE　11～15AACBD　16～20DBCAE
21～25EBACD　25～30CEBAD

（三）比较选择题

1～5CDABB　6～10BCDAC　11～15ADBCB　16～20BADDC
21～25CDBDC　26～30ABCDD

1BCD　2ABC　3AD　4AB　5ACD　6ABCD　7ABD

8ABCD　9ABD　10CD　11BCD　12AB　13ABC　14ABD

15AC　16BCD　17AC　18AD　19ABC　20AB　21ABCD

22ABCD　23BD　24ABCD　25ABCD　26CD　27CD　28AC

29ABC　30BCD　31ABD　32ABCD　33ABCD　34ABD

35BCD　36CD　37BCD　38ABCD　39ABCD　40ABD

41ABCD　42ABCD　43ABC　44ACD　45ACD　46ACD

47AB　48AB　49AD　50ACD　51BCD　52AD　53AB

54ABC　55BD　56ABD　57ACD　58ABC　59CD　60ABC

二、填空题

1. 控制药物释放使长效、避免药物间配伍

2. 填充剂、润湿剂或黏合剂、崩解剂、润滑剂、稀释剂、吸收剂、黏合剂、润湿剂、崩解剂、润滑剂

3. 流动、可压、吸水、膨胀、润滑、助流、抗黏

4. 黏合剂、崩解剂、填充剂

5. 润湿剂、遇水不稳定、用水作润湿剂时软材黏性过大、制成颗粒过硬

6. 内加法、外加法、内外加法、内外加法

7. 产气作用、膨胀作用、毛细管作用、助润湿作用

8. 直接压片法、颗粒压片法、湿法制粒压片法

9. 流动、可压

10. 捏之成团团而不黏、按之即裂裂而不散

11. 大片法、重压法

12. 除去过多细粉、破碎成块的颗粒

13. 制粒、干燥、包衣

14. 深弧度片、硬度稍大、无细粉和碎粒

15. 糖衣、薄膜衣、肠溶衣

16. 防止水分浸入片心、消除片剂的棱角、着色便于片剂识别、使光亮兼防潮

17. 锅包衣法、薄膜衣

18. 起泡、皱皮、剥落、花斑、胃内崩解、肠内不崩解

19. 含量均匀度、片重差异、溶出度、崩解度

20. 溶出度、崩解度、硬度、脆碎度

三、问答题

1. 答：（1）片剂：系指药物和适宜的辅料通过制剂技术制成的片状制剂。

（2）泡腾片：系含有泡腾崩解剂的片剂，遇水可产生气体，使片剂快速崩解。

（3）流化制粒：系指采用流化技术，用热气流将固体粉末保持流化状态，再喷入黏合剂或润湿剂，使粉末结聚成颗粒的方法。可将混合、制粒、干燥等工序在同一设

备内完成，也称一步制粒法。

（4）润湿剂：本身无黏性，但可润湿药粉并能诱发物料黏性的液体。

（5）吸收剂：能吸收液体物料使其保持"干燥"状态的物质。

（6）崩解剂：能促使片剂等固体制剂在体内崩解的物质。

（7）裂片：是指片剂受到振动或经放置后，从腰间开裂或顶部脱落一层的现象。

（8）崩解度：系指口服固体制剂在规定的条件下全部崩解溶散或成碎粒，除不溶性包衣材料或破碎的胶囊壳外，全部通过筛网所需的时间。

（9）溶出度：是指药物从片剂、胶囊剂或颗粒剂等固体制剂在规定的条件（规定的介质和温度）下溶出的速率和程度。

（10）含量均匀度：系指小剂量药物在每个片剂中含量是否偏离标示量以及偏离的程度。

2. **答**：制备片剂的药物一般要求有良好流动性、可压性。有一定的黏性，在体内遇体液能迅速崩解溶出而发挥疗效。但实际上很少有药物同时具备这些性能，故需加入辅料以弥补其不足。按作用不同常用辅料有：填充剂、润湿剂或黏合剂、崩解剂、润滑剂、矫味着色剂等。

填充剂包括稀释剂和吸收剂：稀释剂其主要用途是增加片剂的重量和体积。为了应用和生产方便，片剂的直径一般不小于 6mm，片剂总重一般不小于 100mg，所以当药物的剂量小于 100mg 时，常需加入稀释剂。稀释剂的加入不仅保证一定的体积大小，而且减少主要成分的剂量偏差，改善药物的压缩成型性等。当片剂的药物含有油性组分时，需加入吸收剂吸收油性物，使保持"干燥"状态，以利于制成片剂。

黏合剂、润湿剂：润湿剂是本身无黏性，但可润湿片剂的原辅料并诱发其黏性而制成颗粒的液体。当原料本身无黏性或黏性不足时，需加入黏性物质以便于制粒，此黏性物质称为黏合剂；黏合剂可以用其溶液，也可以用其细粉。

崩解剂：崩解剂是指加入片剂中能促进片剂在胃肠液中快速崩解成细小粒子的辅料。片剂经过压缩，如用的压力大，片剂的硬度大，如果其中不含有可以促进崩解作用的辅料，则在胃肠道中崩解很慢，影响疗效。

润滑剂：润滑剂是指能降低颗粒或片剂与冲模壁间摩擦力的辅料，以防止摩擦力大而使压片困难；润滑剂可使压片时压力分布均匀，并使片剂的密度均匀；将片剂由模孔中推出所需之力减小。

3. **答**：片剂的制备方法如下。湿法制粒压片法：适用于对湿热稳定，流动性、可压性较差的药物。干法制粒压片法：适用于对湿热不稳定，流动性、可压性较差的药物。直接压片法：适用于对湿热不稳定，剂量小或流动性、可压性较好的药物。空白颗粒压片法：适用于对湿热不稳定，剂量小且流动性、可压性较差的药物。

4. **答**：片剂物料制粒目的是：①增加物料流动性；②改善物料可压性；③减少粉尘飞扬；④减少黏性粉末的黏冲和拉模；⑤减少各成分的分层现象保证片剂各组分处于均匀混合状态（组分密度不同而产生主药含量不均匀；原料色泽不同而出现花斑现象）。

5. **答**：湿法制粒压片法工艺流程：原辅料→混合→制湿粒→干燥→整粒→总

混→压片。

各工序需用设备：混合——多维混合机；制粒——按方法不同有摇摆式颗粒机、流化制粒机、高速搅拌制粒机、喷雾干燥制粒机；干燥——干燥厢、流化干燥器；整粒——摇摆式颗粒机；压片——多冲旋转式压片机。

6. **答：**（1）软材质量要求：捏之成团团而不黏、按之即裂裂而不散。

（2）湿颗粒质量要求：颗粒均匀一致，无长条，松紧适度。

（3）干颗粒质量要求：良好流动性、可压性；药物含量符合规定；细粉量20％～40％；含水量1％～3％；硬度适中。

7. **答：**湿颗粒可用流化床干燥或箱式干燥器干燥。用箱式干燥器干燥时，属于静态干燥，效率低，可溶性成分在颗粒之间迁移而造成片剂含量均匀度问题，应定时翻动颗粒；用流化床干燥可减少可溶性成分在颗粒间的迁移，但可能因颗粒在流化过程中的相互碰撞和摩擦而产生细粉，此细粉中可能含有的可溶性成分较高（因干燥过程中可溶性成分迁移到颗粒的表面而致），可将细粉重新制粒。

8. **答：**因为湿粒在干燥时会失水结快（厢式干燥）或产生多量细粉（流化干燥），为使压片颗粒均匀，需要整粒。总混的内容包括：加入外加崩解剂、润滑剂，加入遇湿分解、不耐热或挥发性成分。

9. **答：**片重＝（干颗粒重＋压片前加入辅料重)/应压片数＝(240＋10)/(100×5)＝0.5g

$$片重上下限＝0.5g×(1±5％)＝0.475g～0.525g$$

10. **答：**压力调节器：调节上冲下降的深度；片重调节器：调节下冲下降的深度；出片调节器：调节下冲上升的高度与模圈表面齐平。

11. **答：**粉末直接压片法存在的主要问题是：①药物流动性、可压性差问题，可加入流动性、可压性好的辅料，或采用空白颗粒压片法，或在压片机增加预压机构、强迫饲料装置；②压片过程中粉末飞扬问题，可在压片机中安装吸粉装置。

12. **答：**包衣目的：①掩盖药物不良臭味；②提高药物稳定性；③改善外观；④控制药物释放速率或部位；⑤避免药物间配伍变化。

13. **答：**需要包肠溶衣的片剂为：在胃内易被破坏的药物片剂；对胃有刺激性的药物片剂；需要在肠中发挥作用的药物片剂。

14. **答：**隔离层→粉衣层→糖衣层→色衣层→打光。

糖衣片存在的主要质量问题为：吸潮、龟裂、色斑、表面粗糙等。

15. **答：**片剂的质量评价项目有：外观、硬度与脆碎度、片重差异与含量均匀度、崩解度、溶出度与释放度。

16. **答：**《中国药典》对片剂崩解度的规定：普通压制片15min；糖衣片、浸膏片60min；薄膜衣片30min；肠溶衣片在人工胃液中2h不崩解，在人工肠液中1h完全崩解。

17. **答：**必须测定溶出度的是：①在消化液中难溶药物；②与其他成分易发生作用的药物；③久贮后溶解度下降的药物；④剂量小、药效强、副作用大的药物。

《中国药典》规定溶出度测定方法为：转篮法、小杯法、桨法。

18. **答：**根据平均片重0.5307g，该片剂的片重差异限度应为±5％，片重范围是

$0.5307g \times (1 \pm 5\%) = 0.5042g \sim 0.5572g$，20 片片剂中，超出片重范围的有 1 片，且没有超出片重差异限度的 1 倍，所以，该片剂的片重差异合格。

19. **答：**（1）处方分析

维生素 C	药物	淀粉	稀释剂＋崩解剂
糊精	稀释剂	酒石酸	稳定剂
50％乙醇	润湿剂	硬脂酸镁	润滑剂

（2）制备方法：湿法制粒压片法。

制备过程：取维生素 C、淀粉、糊精、酒石酸混合均匀，加入适量 50％乙醇制软材，过 16 目筛制湿颗粒，干燥，整粒，加硬脂酸镁混合均匀后，压片即得。

（3）50％乙醇的量：应以软材质量进行控制，使软材达到"捏之成团、按之即裂"。

20. **答：**（1）处方分析

吲哚美辛	主药
乳　糖	填充剂
羧甲基淀粉钠	崩解剂
硬脂酸镁	润滑剂
50％乙醇	润湿剂
丙烯酸树脂Ⅱ号	肠溶材料
丙烯酸树脂Ⅲ号	肠溶材料
蓖麻油	增塑剂
邻苯二甲酸二乙酯	增塑剂
吐温-80	分散剂
90％乙醇	溶剂

（2）因为吲哚美辛（消炎痛）对胃肠道有明显的刺激和诱发溃疡作用，并有引起胃肠黏膜糜烂和溃疡出血的危险。

第十章　软　膏　剂

一、选择题

（一）单项选择题

1～5DCDDC　6～10ACCCD　11～15CCBDD

（二）配伍选择题

1～5EDACB　6～10AEBDC　11～15ABCDE

（三）比较选择题

1～5ACCCD　6～10ABBDA

（四）多项选择题

1ABC　2AD　3BD　4ABC　5AC　6ABC　7ABC　8AC

9ABC　10ACD　11AB　12BCD　13ACD　14AB　15BCD

二、填空题

1. 药物、基质、半固体
2. 皮肤表面作用、皮肤内部局部作用、全身作用、溶液型、混悬型、糊剂
3. 载体、赋形剂、油脂性、水溶性、乳剂型
4. 羊毛脂、鲸蜡与蜂蜡、鲸蜡与蜂蜡
5. 吸水性、黏稠性
6. 黄凡士林、液体石蜡、羊毛脂、水不稳定、干热灭菌
7. 水溶性基质软膏、O/W 型乳剂基质软膏
8. 熔合法、研合法、乳化法、乳化法

三、问答题

1. **答：**（1）软膏剂：指药物与适宜基质均匀混合制成的具有一定稠度的半固体外用制剂。

（2）眼膏剂：指药物与适宜基质制成的专供眼用的灭菌软膏剂，与滴眼剂相比，具有疗效持久、能减轻对眼睑的摩擦等特点。也可用于对水不稳定的药物，如某些抗生素不能制成滴眼剂，可制成眼膏剂。

（3）凝胶剂：药物与能形成凝胶的基质制成的软膏。

2. **答：**常用基质分为油脂性基质、乳剂型基质和水溶性基质三大类。

油脂性基质属于强疏水性物质，主要包括动植物油脂、类脂及烃类等，主要用于遇水不稳定的药物制备软膏剂。此类基质涂在皮肤上能形成封闭油膜，促进皮肤水合，对皮肤有保护、软化的作用，主要适用于表皮增厚、角化、皲裂等慢性皮损，有软化保护作用，可治疗某些早期感染性皮肤病。但其释药性差，不易洗除。为克服其疏水性，常加入表面活性剂或者制成乳剂型基质。

乳剂型基质，由水相、油相及乳化剂三部分组成。油相与水相借乳化剂的作用在一定温度下混合乳化，最后在室温下形成半固体基质。乳剂型基质分为 W/O 型和 O/W 型两类。W/O 型乳剂基质较不含水的油脂性基质容易涂布，能吸收部分水分，油腻性小，且水分从皮肤表面蒸发时有缓和的冷却作用，被称之为"冷霜"。O/W 型乳剂基质能与大量水混合，无油腻性，易于涂布和用水洗除，色白如雪，故有"雪花膏"之称。

水溶性基质是由天然或者合成的水溶性高分子物质组成。其优点是释放药物较快，无油腻性，易涂展，对皮肤及黏膜无刺激性，能与水溶液混合并吸收组织渗出液，多用于润湿糜烂创伤，有利于分泌物的排除；常用作腔道黏膜或保护性软膏的基质。此类基质溶解后形成水凝胶，因此也属于凝胶基质。使用较多的是高/低分子量聚乙二醇（PEG）的混合物、甘油明胶、纤维素衍生物（CMC-Na、MC 等）等。

3. **答：**软膏剂的制备方法分为三种：研和法、熔和法和乳化法。研和法适用于在室温下能研匀的基质，熔和法适用于在室温下不能混匀的基质（室温下既有固态又

有液态或半固态），乳化法适用于乳剂基质软膏制备。

4. **答**：软膏剂的透皮吸收过程：药物从基质释放、穿透皮肤、吸收入血。

基质对药物透皮吸收的影响：①基质对药物的亲和力；②基质 pH；③基质对皮肤的水合作用；④促透剂的使用。

5. **答**：《中国药典》2015 年版在"制剂通则"项下规定，软膏剂应作粒度、装量、微生物限度和无菌（创面或烧伤用软膏）等项目检查。另外，软膏剂的质量评价还包括软膏剂的主药含量、物理性质、刺激性、稳定性的检测和软膏剂中药物的释放、穿透及吸收等项目的评定。

眼膏剂除按软膏剂质量检查要求外，还须按药典规定检查粒度（通过九号筛）、金属性异物、无菌等。

6. **答**：（1）处方分析：水杨酸为主药；硬脂酸、单硬脂酸甘油酯、液体石蜡、羊毛脂、尼泊金乙酯为油相组分；十二烷基硫酸钠、三乙醇胺、甘油、水为水相组分；十二烷基硫酸钠为 O/W 型乳化剂，三乙醇胺与部分硬脂酸反应生成一价皂作 O/W 型乳化剂；甘油作保湿剂；尼泊金乙酯作防腐剂。

（2）制法

① 将硬脂酸、单硬脂酸甘油酯、液体石蜡、羊毛脂、尼泊金乙酯共置干燥烧杯内，在水浴加热至 70～80℃，使全熔。

② 将十二烷基硫酸钠溶于蒸馏水中，加入三乙醇胺与甘油，共置另一烧杯中，加热至 70～80℃，使全溶。

③ 在等温下将水相加到油相中，边加边搅拌，在室温下不断沿一个方向搅拌到冷凝，呈白色细腻膏体。

④ 分次加入水杨酸细粉，研匀。

（3）本软膏为 O/W 型乳剂基质软膏，因为所用的乳化剂为此类型，水相比例大于油相。

（4）本软膏不能用于有渗出液的患处，因为 O/W 型乳剂基质软膏，透皮吸收能力较强，可吸收水性分泌液，而其吸收的分泌液可重新透入皮肤，即反向吸收，使炎症恶化。

第十一章　栓　剂

一、选择题

（一）单项选择题

1～5ABBCB　6～10CBAAC　11～15CCCDD

（二）配伍选择题

1～5EADCB　6～10CAEBD

（三）比较选择题

1～5BABCD

（四）多项选择题

1ABCD　2AC　3BCD　4ABD　5BD　6ABD　7BC　8ABC

9ABD   10ABD

二、填空题

1. 药物、基质、腔道、载体、赋形剂
2. 肛门栓、阴道栓、肛门栓、肛门栓、阴道栓
3. 迅速释药、相反、用溶剂溶解、研成细粉
4. 热熔法、搓捏法、冷压法、热熔法
5. 30min、60min

三、问答题

1. 答：（1）栓剂：指药物与适宜基质制成的具有一定形状的供人体腔道内给药的固体制剂。

（2）置换价：药物的重量与同体积基质重量之比值。

2. 答：直肠吸收药物有 3 条途径：①不通过门肝系统。塞入距肛门 2cm 处，药物经中下直肠静脉进入下腔静脉，绕过肝脏直接进入血循环。②通过门肝系统。塞入距肛门 6cm 处，药物经上直肠静脉入门静脉，经肝脏代谢后，再进入血循环。③药物经直肠黏膜进入淋巴系统。

3. 答：与口服制剂相比，全身作用的栓剂有下列特点：

（1）药物不受胃肠 pH 或酶的破坏而失去活性；

（2）对胃有刺激的药物可采用直肠给药；

（3）用药方法得当，可以减少肝脏的首过效应；

（4）直肠吸收比口服干扰因素少；

（5）对不能或者不愿吞服药物的成人或小儿患者用此法给药较方便。

4. 答：理想栓剂基质应符合：①室温时有适宜硬度，塞入腔道时不变形、不破碎，体温下易于软化、融化或溶解于体液；②具有润湿或乳化能力，水值较高；③不因晶型的转变而影响成型；④基质的熔点与凝固点间距不宜过大，油脂性基质酸值在 0.2 以下，皂化值在 200～245 之间，碘值低于 7。

5. 答：《中国药典》2015 年版规定，栓剂的一般质量要求是：药物与基质应混合均匀，栓剂外形应完整光滑；塞入腔道后应无刺激性，应能融化、软化或溶化，并与分泌液混合，逐步释放出药物，产生局部或全身作用；并应有适宜的硬度，以免在包装、储藏或使用时变形。并应做重量差异、融变时限和微生物限度等检查。

6. 答：（1）醋酸洗必泰、冰片为主药，吐温-80 为醋酸洗必泰的助分散剂，乙醇为冰片的溶剂，甘油、明胶、蒸馏水为水溶性基质组分。

（2）阴道栓应选用鸭嘴形栓模，脱模剂可用液体石蜡或植物油。

（3）制备方法为热熔法。制备关键：明胶先溶胀再加热溶解；主药醋酸洗必泰和冰片分别用吐温-80 助分散和乙醇溶解以利于与基质混匀；控制基质中水分的量；栓模洁净后涂适量液体石蜡使栓剂易于脱模；注模时应连续注至溢出模孔为止，保证栓剂的外形完整。

第十二章　气雾剂

一、选择题

（一）单项选择题
1～5BDCBB　6～10DBCAC

（二）配伍选择题
1～5CABED

（三）比较选择题
1～5BACBA

（四）多项选择题
1ABCD　2AC　3BC　4ABCD　5ABCD

二、填空题

1. 二相气雾剂、三相气雾剂、吸入气雾剂、皮肤黏膜用气雾剂、空间消毒用气雾剂
2. 药物、附加剂、抛射剂、耐压容器、阀门系统
3. 分散剂、动力
4. 肺泡液、10μm、5μm、刺激性
5. 氟氯烷烃、对大气环境（臭氧层）有破坏作用、氢氟烷烃、蒸气压
6. 定量气雾剂、非定量气雾剂、定量气雾剂

三、问答题

1. **答**：气雾剂：系指将药物与适宜的抛射剂装于具有特制阀门系统的耐压密闭容器中制成的，使用时借抛射剂的压力将内容物呈雾粒或雾滴喷出的制剂。

气雾剂的特点如下。

（1）优点

① 具有速效和定位的作用，并能降低药物的毒副作用。

② 药物密闭于容器内部，能保持药物清洁无菌，且由于容器不透明，避免了药物与光、水、空气的接触，增加了稳定性。

③ 使用方便，药物可避免胃肠道的破坏和肝脏的首过效应。

④ 可以用定量阀门准确控制剂量。

（2）缺点

① 由于使用耐压容器及阀门系统等，因此成本高。

② 抛射剂有高度挥发性，因而具有制冷效应，多次使用于受伤皮肤，可引起不适与刺激。

③ 氟氯烷烃类抛射剂在动物或人体内达到一定程度可致敏心脏，造成心律失常。

2. **答**：作用：抛射剂是喷射药物的动力，同时兼有药物的溶剂或分散剂的作用。

常用：氟氯烷烃类、氢氟烷烃类、碳氢化合物及压缩气体。

3. 答：气雾剂生产过程主要包括：容器阀门系统的处理与装配、药物的配制与分装、抛射剂的填充三个部分，最后经过质检合格后成为气雾剂成品。

4. 答：《中国药典》2015年版主要有如下检查项目。

（1）喷射总揿次：定量气雾剂每瓶总揿次不得少于标示总揿次。

（2）喷射主药含量：定量气雾剂每揿主药含量应为每揿主药含量标示量的80%～120%。

（3）递送剂量均一性：定量气雾剂的递送剂量均一性，应符合规定。

（4）喷射速率：非定量气雾剂的喷射速率，应符合规定。

（5）喷出总量：非定量气雾剂每瓶喷出量均不得少于其标示装量的85%。

（6）每揿喷量：定量气雾剂的每揿喷量应为标示喷量的80%～120%。凡进行递送剂量均一性检查的气雾剂不再进行每揿喷量检查。

（7）装量：非定量气雾剂照最低装量检查法检查，应符合规定。

（8）无菌：烧伤、严重创伤或临床必须无菌的气雾剂作无菌检查，应符合规定。

（9）微生物限度：应符合规定。

第十三章 膜剂与涂膜剂

一、选择题

（一）单项选择题
1～5 ACDAA　6～10 CAAAC

（二）多项选择题
1 ABCD　2 CD　3 ABCD　4 ABC　5 BC　6 AC　7 ACD　8 ABD

二、填空题

1. 药物、成膜材料、固体、药物、成膜材料、有机溶剂、液体
2. 成膜、脱膜
3. PVA、分子量、醇解度
4. 单层膜、多层膜、夹心膜、多层膜、夹心膜
5. 涂膜法、热塑制膜法、复合制膜法

三、问答题

1. 答：膜剂：系指药物与适宜的成膜材料经加工制成的薄膜状固体制剂。涂膜剂：是将高分子成膜材料及药物溶解在有机溶剂中而制成的外用液体涂剂。二者处方组成不同，剂型状态不同，应用上，前者可以多途径应用，后者只能外用。

2. 答：理想的成膜材料的条件：生理惰性、无毒、无刺激性、无过敏性；性质稳定不影响主药疗效，不影响主药含量测定；有良好成膜性、脱膜性，制成的膜有一定抗拉强度和柔韧性；根据膜的使用目的，要求迅速溶于水，能降解、吸收或排泄，外用能迅速完全释药；来源广，价格低廉。

PVA 作为膜材的特点：分子量大，水溶性小，成膜性能好；毒性、刺激性小，对眼无刺激；不易被微生物破坏，也不易长霉；口服后很少在胃肠道吸收，48h 后 80% 随大便排出体外。

3. 答：制备方法：①匀浆制膜法；②热塑制膜法；③复合制膜法。

匀浆制膜法工艺流程：成膜材料加溶剂溶解成浆液→加入药物和辅料混匀→脱泡→涂膜→干燥→脱膜→含量测定→分剂量→包装。

4. 答：2015 年版《中国药典》规定，膜剂除另有规定外，质量检测项目有：重量差异（含量均匀度），微生物限度。

第十四章　药物制剂新技术和新剂型

一、选择题

（一）单项选择题

1~5BBDDD　6~10BDACD　11~15DABBA　16~20CDADD

21~25CCCBB　26~30ACAAA

（二）配伍选择题

1~5CBDAE　6~10ADEBC

（三）比较选择题

1~5ABCDC　6~10CAABC

（四）多项选择题

1AB　2ABC　3ABCD　4ABC　5ACD　6ABCD　7AB　8ABCD　9ACD

10BCD　11ABCD　12ABC　13ABCD　14BC　15CD　16BC

二、填空题

1. 溶解性、渗透性

2. 分子状态、胶体状态、微晶态、亚稳定态、无定形态

3. 水溶性、不溶性、肠溶性，速释、缓释

4. 微囊化技术、微囊化、微球

5. 0.1~0.5μm、2~12μm、7~12μm

6. 油类、表面活性剂

7. 磷脂、胆固醇，抗肿瘤、抗寄生虫、抗菌、激素类

8. 1h、24h

9. 溶出、扩散、溶蚀与扩散、溶出结合、渗透压、离子交换作用

10. 半透膜材料、渗透压活性物质、推动剂，渗透压差、包衣膜对水的渗透性、释药小孔的大小

11. 亲水凝胶骨架片、生物溶蚀性骨架片、不溶性骨架片

12. 生物黏附性聚合物、上皮细胞黏膜

13. 水溶性、增塑剂、致孔剂、固体含量高、黏度低、成膜快、包衣时间短、易

操作

14. 透皮给药系统

15. 表皮途径（即通过角质层和表皮进入真皮被毛细血管吸收进入血液）、通过附属器官吸收（即通过汗腺、毛囊、皮脂腺）

16. 有机酸及醇类化合物、氮酮、有机溶剂（二甲基亚砜）、角质保湿剂（尿素）、挥发油

17. 膜控释型、黏胶分散型、骨架分散型、微贮库型

18. 膜控释型、骨架型

19. 在轻微压力下即可实现粘贴同时又容易剥离的一类材料，聚异丁烯类、丙烯酸类、硅橡胶类

20. 靶部位毛细血管、靶细胞、胞内的特定部位如细胞器

21. 被动靶向、主动靶向、物理化学靶向，被动靶向、主动靶向、物理化学靶向

22. 多肽、蛋白质

23. 鼻腔、直肠、透皮、肺部

24. 微球制剂、脉冲式给药系统

三、问答题

1. 答：固体分散体：指药物以微粒、微晶或分子状态等均匀分散在某一固态载体中的体系。特点：（1）药物呈高度分散状态，分散于亲水辅料中溶出快、生物利用度高；（2）药物分散于难溶性材料中可达缓释长效作用；（3）提高药物稳定性；（4）可掩盖药物不良臭味或减少刺激性；（5）可将液体药物固体化。

制备方法：（1）熔融法（适用于对热稳定的药物）；（2）溶剂法，又称共沉淀法（适用于对热不稳定或挥发性药物）；（3）溶剂-熔融法（适用于用药剂量小于 50mg 的液态药物）；（4）溶剂-喷雾（冷冻）干燥法（适用于对热不稳定、易分解、易氧化的药物）；（5）研磨法（不用溶剂借助机械力使药物与载体形成氢键结合）。

2. 答：固体分散体速效作用原理：（1）药物的高度分散状态，利于溶出和吸收；（2）载体材料对药物溶出的促进作用；（3）载体材料（亲水性）可提高药物的可湿润性；（4）载体材料保证药物的高度分散性；（5）载体材料对药物的抑晶性，使药物呈无定形状态分散于载体材料中，得共沉淀物。

3. 答：包合物：是指一种分子被包嵌于另一种分子的空穴结构内所形成的物质。常用的包合材料是 β-环糊精（β-CD），利用淀粉在环状糊精糖基转移酶作用下水解出的，以 α-1,4-糖苷键连接而成的一种环状低聚糖化合物。天然 β-环糊精（β-CD）溶解度低，有毒副作用，尤其不能注射给药。

4. 答：（1）微球、微囊：前者是药物溶解或分散在高分子材料中形成的微小球状实体，粒径常在 1～250μm，亦称基质型骨架微粒。后者是利用高分子材料作为囊膜壁壳将固态或液态药物包裹形成药库型的微型胶囊。二者的粒径均属于微米级，药物制成微球或微囊后均有靶向和缓释长效作用，提高药物稳定性等特点。

（2）纳米囊与纳米球：前者属于药库膜壳型，后者属于基质骨架型。它们均是高分子物质组成的固态胶体粒子。粒径多在 $10\sim1000nm$ 范围内，可分散于水中形成近似胶体的溶液，具靶向、缓释、提高药物稳定性、提高药物疗效、降低毒副作用等特点。

5. 答：脂质体：在水中磷脂分子亲水头部插入水中，疏水尾部伸向空气，搅动后形成双层脂分子的球形脂质体，直径 $25\sim1000nm$ 不等。

应用特点：（1）靶向性；（2）细胞的亲和性与组织的相容性；（3）缓释作用；（4）降低药物毒性；（5）提高药物稳定性。

6. 答：脂质体的表面经适当修饰后，可避免单核-巨噬细胞系统的吞噬，减少了载药脂质体脂膜与血浆蛋白的相互作用，延长了药物在体内的循环时间。用 PEG 修饰，降低被巨噬细胞识别和吞噬的可能性，从而延长在循环系统的滞留时间，有利于肝脾以外的组织或器官的靶向性。将配体或抗体结合在 PEG 的末端，则既可保留肠循环，又可保持对靶体的识别。

7. 答：微囊化技术：是利用天然或合成高分子材料作为囊膜壁壳将固态或液态药物包裹形成药库型的微型胶囊的技术。药物微囊化后的特点：（1）掩盖药物不良臭味；（2）提高药物稳定性；（3）防止药物在体内失活或减少对胃的刺激性；（4）液态药物固体化；（5）缓、控释药物；（6）减少药物配伍变化；（7）使药物具有靶向性；（8）可将活细胞或生物活性物质包裹，在体内发挥生物活性作用，且有良好的生物相容性和稳定性；（9）改善药物流动性，便于制剂。

微囊制备方法：物理化学法（单凝聚法、复凝聚法、溶剂-非溶剂法、液中干燥法）；物理机械（喷雾干燥法、液化床包衣法、多孔离心法、锅包衣法）；化学法（界面缩聚法、辐射交联法）。

8. 答：单凝聚法和复凝聚法制备微囊的原理：前者是利用一种高分子化合物为囊材，将囊心物分散于囊材的溶液中，然后加入凝聚剂（降低溶解度），使之凝聚成微囊。后者是利用两种相反电荷的高分子材料作复合囊材，在一定的条件下囊心物分散于囊材溶液中，利用相反电荷相互交联形成复合囊材，溶解度降低，囊材自溶液中凝固析出成囊。

9. 答：缓释制剂：是通过适当方法，延缓药物在体内的释放、吸收、分布、代谢和排泄过程，以达到延长药物作用的一类制剂。控释制剂：是通过控释衣膜定时、定量、匀速地向外释放药物的一种剂型，为零级释放，血药浓度恒定，无"峰谷"现象。二者均可发挥长效作用，减少用药频率，主要区别在于前者是非恒速释药，而后者是恒速释药。

10. 答：制备缓、控释制剂的药物条件：（1）半衰期较短，在 $2\sim8h$；（2）一次给药剂量 $0.5\sim1.0g$ 的药物；（3）油水分配系数适中的药物。

11. 答：缓、控释制剂设计的原理及主要方法如下。（1）溶出原理：①将药物制成合适的（溶解度小）盐或衍生物；②控制粒径大小（减小粒径）；③将药物与延缓溶出的载体（如疏水性基质脂肪、蜡类）混合。（2）扩散原理：①用阻滞性材料包衣；②制成微囊；③制成不溶性骨架片；④增加液体制剂黏度减小扩散速率；⑤制成植入剂；⑥制成 W/O 型乳剂。（3）溶蚀与扩散、溶出结合原理：制成生物溶蚀性骨架制剂。（4）渗透压原理：制成渗透泵制剂。（5）离子交换原理：制成药树脂。

12. **答**：经皮吸收制剂：指经皮肤贴敷方式用药，药物由皮肤吸收进入全身血液循环并达到有效血药浓度、实现疾病治疗或预防的一类制剂。

应用特点：（1）避免药物首过效应和药物在胃肠道内的降解、药物对胃肠的刺激性，药物吸收不受胃肠内因素影响，减少了用药个体差异；（2）一次给药可长时间使药物恒定速率释放，减少用药次数；（3）维持恒定的最佳血药浓度，避免口服给药引起的血浓峰谷现象，减少毒副作用；（4）使用方便，可随时终止用药。但缺点是：由于皮肤屏障作用，仅限于强效类药物；起效慢且多数药物达不到有效浓度；对皮肤可能有刺激性和过敏性；剂量较小，生产工艺较复杂。

13. **答**：影响药物透皮吸收的因素如下。（1）生理因素：①皮肤的水合作用，水合作用使药物的渗透更容易；②角质层厚度；③皮肤条件如湿疹、溃疡或破损、皮肤温度等；④药物与皮肤蛋白结合，在皮肤内酶的作用下发生反应等。（2）剂型因素：①药物剂量（最好日剂量在几毫克内）；②分子大小及脂溶性，分子量大于 600 难以通过角质层，水油中溶解度较接近的药物易于经皮吸收；③pH 与 pK_a，离子型药物不易透过角质层，而非解离型药物有较高的渗透性；④药物的浓度，透皮的驱动力是皮肤两侧的浓度梯度，浓度提高，渗透速率提高。（3）透皮促进剂的使用，利于透皮吸收。

14. **答**：靶向制剂：指借助载体、配体或抗体将药物通过局部给药、胃肠道或全身血液循环而选择性地浓集定位于靶组织、靶器官、靶细胞或细胞内结构的给药系统。

研究意义：提高药物疗效，降低药物毒副作用。

15. **答**：可制成自微乳化软胶囊。自乳化系统是一种含药的油相和表面活性剂的混合物，遇到胃肠道介质时自发形成 O/W 型乳状液，采用自乳化系统可以提高药物与胃肠道介质的界面面积，从而加速药物的释放，促进吸收。处方中除主药外，可加入油相、表面活性剂（如司盘类）、助表面活性剂（如亲脂性的多元醇羧酸酯）。

16. **答**：（1）乳化分散-超声法，微乳（或纳米乳）注射剂。（2）注射用大豆磷脂：油相；普朗尼克 F-68：乳化剂；吐温-80：乳化剂；单硬脂酸甘油酯：助乳化剂；注射用水：水相。（3）粒径不同，普通乳剂粒径为 $0.1 \sim 100 \mu m$，微乳（纳米乳）粒径为 $0.01 \sim 0.1 \mu m$；外观不同，普通乳剂不透明，微乳（纳米乳）为透明或半透明；稳定性不同，普通乳剂为热力学不稳定体系，微乳（纳米乳）为热力学稳定体系；处方组成不同，普通乳剂不需要加入助乳化剂，微乳（纳米乳）需要加助乳化剂，且乳化剂用量大。

17. **答**：多肽类、蛋白质类药物口服时存在的问题：胃酸对药物的降解；酶对药物的降解；药物对胃肠黏膜的穿透性差；肝脏对药物的首过作用。

多肽类、蛋白质类药物注射途径给药时存在的问题：药物在体内血浆半衰期短，清除率高。

第十五章　生物药剂学

一、选择题

(一) 单项选择题
1～5CDADA　6～10BCACD　11～15BDDAD　16～20DCAAA　21D

(二) 配伍选择题
1～5ABDCE　6～10CABDE　11～15ACBDD

(三) 比较选择题
1～5ABACA

(四) 多项选择题
1ABCD　2ABCD　3ADE　4BC　5ABCD　6AB　7ACD
8ACD　9BC　10BC

二、填空题

1. 剂型因素与药效关系、生理因素与药效关系、体内过程对药效影响
2. 吸收、分布、代谢、排泄、代谢、排泄
3. 被动转运、主动转运、促进扩散、吞噬与胞饮、主动转运、促进扩散
4. 小肠、胃肠道 pH、胃肠运动、食物、循环情况、胃肠分泌物、解离度与脂溶性、溶出速率、药物在胃肠道的稳定性
5. 被动、脂溶性、主动
6. 溶解度、粒子大小、温度、黏度
7. AUC、T_{max}、c_{max}
8. 血药浓度法、尿药数据法、药理效应法

三、问答题

1. 答：(1) 生物药剂学：是主要研究药物及其剂型在体内的吸收、分布、代谢与排泄过程，阐明药物的剂型因素、用药对象的生物因素与药效三者之间的关系的一门学科。

(2) pH 分配学说：是指药物吸收取决于药物解离情况（随 pH 而变）以及油水分配系数（脂溶性大小）的学说。

(3) 胃空速率：单位时间内胃内容物的排出量。

(4) 表观分布容积：是指体内药物量按血浆中同样浓度溶解时所需要的体液总容积。

(5) 生物利用度：是指制剂中药物吸收入血的程度与速率。

(6) 生物等效性：是指一种药物的不同制剂在相同的实验条件下，给予相同剂量，其吸收速率与程度无明显差异。

2. 答：(1) 剂型因素：指的不仅是片剂、注射剂、软膏剂等剂型概念，还包括

与剂型有关的各种因素，如药物的理化性质（粒径、晶型、溶解度、溶解速率、化学稳定性等）、制剂处方（原料、辅料、附加剂的性质及用量）、制备工艺（操作条件）以及处方中药物配伍及体内相互作用等。

（2）生物因素：即机体的年龄、生物种族、性别、遗传、生理及病理条件等。

3. 答： 由于胃肠道上皮细胞膜的结构主体为类脂质双分子层，对于以被动扩散机制吸收的药物来说，脂溶性大的易于通过细胞膜，未解离的分子型药物比离子型药物脂溶性大，故易于通过细胞膜，因此药物的吸收常受未解离型药物的比例及其脂溶性大小的影响，而未解离型药物的比例由吸收部位的 pH 支配。

4. 答： 体内过程：包括吸收、分布、代谢、排泄。除了静脉给药直接进入血液循环，无吸收过程，其他途径给药如胃肠道、口腔、直肠、阴道、静脉、肌肉、皮下、皮肤、肺、眼等均存在吸收过程。药物只有进入血液达到一定浓度才能起作用，其作用强度直接与血药浓度相关，故吸收是发挥药效的前提。药物吸收进入体循环后，随血液向体内脏器和组织转运的过程称为分布。药物在体内的分布与药物的作用速率、强度、毒副作用及在体内的蓄积和毒性密切相关。药物在体内代谢，改变分子结构，影响了体内药理活性成分的浓度和持续时间，大多数药物经代谢转变为无活性的代谢物，也有些药物在体内不起变化，以原型药物排出体外，不少药物代谢物具有更强烈的药理活性。体内药物以原形或代谢物的形式通过排泄器官排出体外的过程称为排泄，药物排泄过程直接关系到药物体内浓度和持续时间，从而影响药物的药理效应。

5. 答：（1）被动扩散：是指药物由高浓度的一侧通过生物膜扩散到低浓度一侧的过程，大多数药物都以此种机制吸收。被动扩散的动力是膜两侧的药物浓度差和电位差，不需载体，不耗能量，不受共存的类似物的影响，即无饱和现象和竞争抑制现象。其扩散速率符合 Fick 第一扩散定律。

（2）主动转运：是指借助载体的帮助，药物由低浓度区域向高浓度区域转运的过程，机体必需的一些物质如 K^+、Na^+、葡萄糖、氨基酸等均以此机制吸收。主动转运的特点是：逆浓度梯度转运，需消耗能量，故与细胞内代谢有关，可被代谢抑制剂阻断，温度下降使代谢受抑可使转运减慢；需载体参与，对转运物质有结构特异性要求，结构类似物可产生竞争抑制，有饱和现象。主动转运还具有部位专属性，某种药物只限在某一部位吸收，如胆酸和维生素 B_2 的主动转运只在小肠上段进行，而维生素 B_{12} 则在回肠末端被吸收。

（3）促进扩散：又称易化扩散，是指一些物质在细胞膜载体的帮助下，由膜的高浓度一侧向低浓度一侧扩散或转运的过程。因其转运需要载体参与，所以具有载体转运的各种特征，如对转运的药物有专属性要求，可被结构类似物竞争性抑制，也有饱和现象等。促进扩散是顺着浓度梯度转运，不消耗能量，通常载体转运的速度大大快于被动扩散。D-木糖、季铵盐类的吸收即属此类。

（4）胞饮或吞噬：黏附于细胞膜上的某些药物如蛋白质、甘油三酸酯等，随着细胞膜的向内凹陷而被包入小泡内，该小泡随即与细胞膜断离而进入细胞内，这种过程称为胞饮，它是细胞摄取物质的一种形式。吞噬往往指的是摄取固体颗粒状物质。该过程与细胞表面的特殊受体及被内吞物质所带电荷和粗糙程度有关，故也存在吸收部位的特殊性，如蛋白质和脂肪颗粒等的吸收常在小肠下段。

6. **答**：（1）生理因素：①胃肠道 pH；②胃肠道的运动；③食物；④循环状况；⑤胃肠分泌物。（2）药物的理化性质：包括解离度和脂溶性、溶出速率和药物在胃肠道内稳定性。（3）剂型因素：包括剂型类型、赋形剂应用、制备工艺等。

7. **答**：常用口服剂型吸收速率的大致顺序是：溶液剂＞混悬液＞散剂＞胶囊剂＞片剂＞包衣片剂。因为：制剂中药物吸收必须先溶解于胃肠液中，溶液剂中药物本身呈溶解状态，混悬液中药物分散度大于散剂，胶囊剂中的药物不像片剂那样压紧，待胶壳在胃内溶解后药物迅速分散，以较大面积于胃液中，溶出快。片剂中含大量辅料，并经制粒、压片，比表面积减小，在体内需经崩解再溶出，减慢了药物从片中溶出的速率，包衣片比一般片剂更为复杂，衣层妨碍了药物溶出，而衣层的溶出速率与包衣材料和厚度有关，肠衣片进入肠内崩解涉及因素更多。

8. **答**：（1）必须测定生物利用度的药物：难溶性药物为保证用药的有效性需作生物利用度测定；治疗指数小的药物为了用药安全需作生物利用度测定。另外，新药完成制剂工艺、质量标准、药理毒理和稳定性研究后需要作生物利用度研究；仿制产品和改变制剂处方和工艺后要作生物利用度研究；用于预防或治疗严重疾病的药物。

（2）生物利用度与固体制剂溶出度的关系：制剂中的药物在体内须先溶出再吸收，溶出是吸收的前提。溶出度是固体制剂体外质量指标，生物利用度则是制剂体内质量指标。一般固体制剂体外溶出好，生物利用度也高，测定溶出度即可评价制剂的质量，但也有些固体制剂溶出好，生物利用度不一定好，则必须测定生物利用度评价制剂的质量。

9. **提示**：（1）可以考虑增加药物的水溶性，设计更为优越的口服、注射剂型；（2）肝脏是疟原虫红内期的首先和主要寄生处。

第十六章　处方调剂

一、选择题

（一）单项选择题
1～5DCADD　6A

（二）配伍选择题
1～4DCBA

（三）多项选择题
1AD　2ABCD　3ABCD　4ABC　5ABD

二、填空题

1. 法律、经济、技术
2. 法定处方、医师处方、协定处方
3. 前记、正文、后记、R（或 Rp）、7 日、3 日

4. 查处方、查药品、查配伍禁忌、查用药合理性

5. 1、2、3

三、问答题

1. 答：药品名称差错，药品调剂或剂量差错，药品与其适应证不符，剂型与给药途径差错，给药时间差错，疗程差错，药物配伍有禁忌，药品标识差错等。

2. 答：（1）引起差错因素：调配时精神不集中或业务不熟练，选择药品错误，处方辨认不清，缩写不规范，药品名称相似，药品外观相似，分装，稀释，标签等。

（2）预防措施：调配时严格遵守有关法律、法规及医疗单位有关医疗行为的各项规定；严格有关处方调配各项管理与工作制度。熟知工作职责与程序；建立"差错、行为过失与事故"登记。对差错及时处理；建立首问负责制；遵守药品储存、处方调配、发药的相关规则。

综 合 题

一、单项选择题

1～5DBCCE 6～10CDDCA

二、配伍选择题

1～5ADCEB 6～10CBDAE 11～15ABDCE 16～20DEACB

21～25CABED 26～30DCEBA 31～35DBACE

三、比较选择题

1～5BCADC 6～10CAAAB 11～15CCBCB

四、多项选择题

1CD 2ABCD 3ABD 4ACD 5BD 6ABCD 7ABCD

8ACD 9ACD 10ABCD 11AC 12AB 13BCD

14ABCD 15ABCD

五、问答题

1. 答：（1）满足临床医疗需要；（2）适应药物性质需要；（3）方便应用、运输、贮存、生产。

2. 答：（1）赋形，利于制剂形态形成，如片剂中的黏合剂、软膏中的基质。

（2）赋性，调节有效成分作用，如使速效、长效、靶向等。

（3）便于制剂制备，利于制剂生产顺利进行，如片剂的润滑剂。

（4）增进制剂的质量，提高稳定性，如维生素C注射剂中的抗氧剂。

（5）提高药物的生物利用度，如透皮制剂的促透剂。

（6）提高用药依从性，如矫味矫嗅剂。

3. **答**：主要有维生素 C 注射剂、维生素 C 片剂。

注射剂：注射剂作用迅速，用于急病治疗；但注射剂从生产到使用中间环节较多，费时较长，质量容易受外界因素的影响，使用也不方便。

片剂：有一般口服片、口含片、咀嚼片和泡腾片。产品稳定性较注射剂好，便于保存、携带，加有矫味剂、芳香剂和着色剂，口感也佳，患者乐于接受。但生产中有药物易吸湿而致黏冲等问题，对婴幼儿和昏迷病人不适合。其中的泡腾片含有碳酸氢钠和有机酸，遇水可迅速溶解，并放出大量气体而呈泡腾状，利于片剂快速崩散，起效迅速，同时口腔有如喝汽水似的美感，尤其对儿童有吸引力。

提高维生素 C 注射剂稳定性的措施和方法：处方中加抗氧剂、金属离子络合剂、pH 调整剂，生产时在药液和安瓿中通惰性气体，降低灭菌温度或减少灭菌时间，低温避光贮存等。

提高维生素 C 片剂稳定性的措施和方法：包衣处理，控制生产和贮存环境温度，真空包装等。

4. **答**：（1）辅酶 A 应制成粉针，因其对水、对热不稳定。

（2）辅酶 A 为主药；水解明胶、甘露醇、葡萄糖酸钙均为填充剂；盐酸半胱氨酸为稳定剂。

（3）按生产工艺，注射用辅酶 A 属于冷冻干燥制品。

制备工艺流程：原辅料→溶解→滤过→灌注（西林瓶，半加塞）→冷冻干燥（预冻→升华干燥→再干燥）→封口（压塞，轧铝盖）→质量检查→贴签→包装

（4）控制原辅料质量；滤过除菌；加强人流、物流与工艺管理，严格控制环境洁净度等。

5. **答**：灰黄霉素的分子特性是低溶解度，高渗透性。

制剂生产中，可通过晶型修饰、减少粒径、自乳化和制成无定形粉末等来提高其溶出度，从而提高生物利用度。

参 考 文 献

[1] 赵黛坚，常忆凌主编. 药剂学. 第 3 版. 北京：化学工业出版社，2018.

[2] 中国药典委员会编. 中华人民共和国药典. 北京：中国医药出版社，2015.

[3] 药品生产质量管理规范（2010 年修订）.

[4] 历年国家执业药师资格考试真题.